100 Тренировок Без Оборудования

Том 1

2021

Н.Рей | darebee.com

Перевод с английского Наталия Толю

Первое издание, 2021 г. ISBN 13: 978-1-84481-164-9 ISBN 10: 1-84481-164-6

Предупреждение и отказ от ответственности: Несмотря на то, что были приняты все меры для проверки точности содержащейся здесь информации, автор и издатель не несут ответственности за какие-либо ошибки или упущения. Автор и издатель не несут ответственности за ущерб или травмы, которые могут возникнуть в результате использования содержащейся в этой публикации информации.

Благодарим вас за покупку «100 тренировок без инвентаря, том 1», печатное издание проекта DAREBEE.

DAREBEE - это глобальный некоммерческий фитнес-ресурс, цель которого - сделать фитнес доступным для всех, независимо от обстоятельств. Проект поддерживается исключительно за счет пожертвований пользователей и продаж книг в мягкой обложке. После затрат на печать и комиссионных сборов каждая книга, разработанная в рамках проекта DAREBEE, получает прибыль 1 евро, эти средства направляются непосредственно в наш фонд поддержки и развития проекта.

Каждая продажа помогает нам поддерживать и развивать ресурс DAREBEE.

Спасибо за то, что изменили его будущее!

100 тренировок

1. Один На Один
2. 2-минутная тренировка
3. Бёрпи 12 Шагов
4. 180 Градусов
5. 1000 Баллов
6. Совершенный пресс
7. Стальной пресс
8. Ахиллес
9. Я отказываюсь подчиняться
10. Подняться в воздух
11. Амазонка
12. Якорь
13. Броня
14. Куем руки из стали
15. Выигрыш сразу
16. Равновесие & Координация
17. Зверь
18. Телохранитель
19. Полный контроль
20. Граница
21. Камень
22. Боксер
23. Боксер ВИИТ
24. Быстрое развитие
25. Кардио & Кор
26. Долото
27. Близкий Контакт
28. Код Пресса
29. Кодекс
30. Кофе-Брейк
31. Боевая сила
32. Претендент
33. Кор-Коннект
34. Горнило
35. Ежедневный расход
36. Ежедневная
37. Рывок
38. ДНК: переписать
39. Руки вверх
40. Динамическая Пирамида
41. Элиминатор
42. Эпический Квест
43. Экспресс
44. Экстрактор
45. Дальняя точка
46. 5-минутная планка
47. Точка воспламенения
48. Фремен
49. Иней
50. Геймер
51. Гладиатор
52. Голем
53. Гравитация
54. Землянин
55. Страж
56. Гвардеец
57. Круги Ада
58. Геркулес
59. Спина собственного изготовления
60. Прыгун
61. Охотница
62. Бесконечность
63. Плющ
64. Пирамида Джека
65. Тренировка колен
66. Делаем ноги крепче
67. Петля
68. Тренируем нижнюю часть спины
69. Давай, порадуй меня!
70. Большой Взрыв
71. Мастер Пак
72. Максимус
73. Вечер кино
74. Тренировка шеи
75. Ниндзя
76. Гнев Одина
77. Офис
78. Базовый паркур
79. Прогулка в парке
80. Мощность 15
81. Дай мне кусочек пирога
82. Бой подушками
83. Детская площадка
84. Включение
85. Жми, приседай, повторяй
86. Ртуть
87. Рейнджер
88. Мятежник
89. Красный Воин
90. Ростер
91. Разбойница
92. Беги, умный мальчик; и помни
93. 3-минутная йога на стуле
94. Воительница
95. Перевертыш
96. Серебро
97. Тренируем пресс на диване
98. Тренируем пресс стоя
99. Звездный мастер
100. Лебедь

ВСТУПЛЕНИЕ

Тренировки с собственным весом могут показаться легкими, но это совсем не так, особенно если у вас нет опыта таких занятий. Они так же интенсивны и так же сложны, как и бег, поэтому, если вам трудно в самом начале, то это совершенно нормально – ваши ощущения изменятся, как только вы начнете заниматься регулярно. Тренируйтесь в вашем собственном темпе и, если нужно, делайте более длительные перерывы на отдых.

Вы можете начать с любой отдельной тренировки из нашей коллекции и, пройдя ее, оценить ваши ощущения. Если вы новичок в тренировках с собственным весом, то всегда начинайте занятия с Уровня I (уровня сложности).

Вы можете выбрать любое количество тренировок в неделю, обычно от 3 до 5, и чередовать их для достижения желаемых результатов.

Некоторые тренировки больше подходят для снижения массы тела и повышения тонуса, другие больше ориентированы на силу, некоторые делают и то, и другое. Чтобы вам было легче выбирать и составлять режим тренировок, все они имеют пометку ЦЕЛЬ.

Тренировки, ориентированные на сжигание жира и силу, помогут вам регулировать ваш вес, увеличить аэробные способности и улучшить мышечный тонус, некоторые из них просто более специализированы. Это не означает, что вы должны сосредоточиться исключительно на одном или другом. Какой бы ни была ваша цель в тренировках с собственным весом, вам будут полезны упражнения, дающие результаты в обеих областях.

Для максимальной доступности, в этой коллекции тренировок не используется никакое дополнительное оборудование, поэтому некоторые упражнения с собственным весом, такие как подтягивания, были исключены.

Если вы хотите больше работать над бицепсами и спиной, и у вас есть доступ к перекладине для подтягивания, она есть дома или вы можете использовать ее где-нибудь еще, например, на ближайшей игровой площадке, то в дополнении к вашим тренировкам, вы можете выполнять подтягивания широким и узким хватом: 3 подхода до отказа 2-3 раза в неделю с отдыхом до 2 минут между подходами. Кроме того, вы можете добавлять подтягивания в начале или в конце каждого подхода при выполнении силовой тренировки.

Все тренировки этой коллекции подходят как мужчинам, так и женщинам, без возрастных ограничений.

ИНСТРУКЦИИ ДЛЯ ВЫПОЛНЕНИЯ

Плакаты с упражнениями читаются слева направо и содержат следующую информацию: сетка с упражнениями (изображениями), количество повторений рядом с каждым, количество подходов для вашего уровня физической подготовки (Уровни I, II или III) и время отдыха.

Количество повторений (повторы) означает - сколько раз выполняется упражнение. Повторения обычно указываются рядом с названием каждого упражнения. Количество повторений - это всегда общее количество для обеих ног / рук / сторон. Так посчитать проще: например, если написано 20 «скалолазов», значит, обе ноги уже учтены - это 10 повторений на каждую ногу.

ОБРАЗЕЦ ТРЕНИРОВКИ

УРОВЕНЬ I 3 подхода УРОВЕНЬ II 5 подходов УРОВЕНЬ III 7 подходов ОТДЫХ до 2 мин

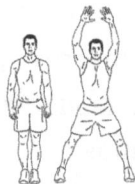

10 прыжков "ноги вместе ноги врозь"

20 высоких подъемов колена

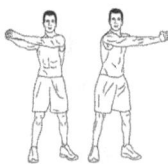

40 поворотов торса

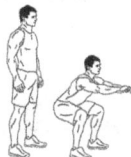

одно приседание

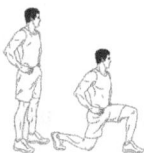

20 выпадов

считая до 10 удержание

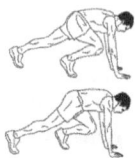

20 "скалолазов"

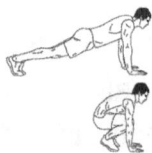

10 впрыгиваний в планке

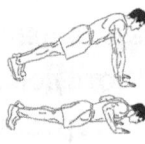

СКОЛЬКО МОЖЕТЕ отжимания

УРОВНИ СЛОЖНОСТИ
Уровень I : начальный
Уровень II : средний
Уровень III : продвинутый

1 подход

10 прыжков "ноги вместе, ноги врозь"

20 высоких подъемов колена (10 каждая нога)

40 поворотов торса (20 каждая сторона)

одно приседание = 1 приседание

20 выпадов (10 каждая нога)

считая до 10 (удержание, считая от 1 до 10)

20 "скалолазов" (10 каждая нога)

10 впрыгиваний в планке

сколько можете отжимания (ваш максимум)

До 2 минут отдыха между подходами
30 секунд, 60 секунд или 2 минуты - по вашему выбору.

«Сколько можете» означает - ваш личный максимум, повторяйте движение до тех пор, пока вы в силах его делать. Это может быть сколько угодно - от одного до двадцати повторений, обычно применяется к более сложным упражнениям. Цель - сделать как можно больше.

Переход от упражнения к упражнению является важной частью каждой схемы (набора) - часто именно он делает конкретную тренировку более эффективной. Для достижения лучших результатов, переходы тщательно прорабатываются, чтобы увеличить нагрузку на определенные группы мышц. Например, если вы должны выполнить планку, за которой следуют отжимания, это означает, что вы начинаете выполнять отжимания сразу после того, как закончили с планкой, избегая падения тела на пол между ними.

Между упражнениями нет отдыха - только после подходов, если не указано иное. Вы должны выполнить весь подход, переходя от одного упражнения к другому, как можно быстрее, прежде чем сможете отдохнуть.

Что означает «отдых до 2 минут»: это означает, что вы можете отдыхать до 2 минут, но чем раньше вы приступите к очередному подходу, тем лучше. Если вы будете заниматься регулярно, то ваше время восстановления естественным образом уменьшится и вам уже не понадобятся все две минуты для отдыха - это также будет показателем улучшения вашей физической формы.

Рекомендуемое время отдыха:
Уровень I: 2 минуты или меньше.
Уровень II: 60 секунд или меньше.
Уровень III: 30 секунд или меньше.

Если вы еще не можете сделать все отжимания на Уровне I, вполне допустимо вместо этого отжиматься от колен. Модификация прорабатывает те же мышцы, что и полное отжимание, но значительно снижает нагрузку, помогая вам сначала нарастить ее. Также можно переключиться на отжимания от колен в любой момент, если вы больше не можете выполнять отжимания полностью в следующих подходах.

В приложении к данному изданию мы разместили краткий русско-английский словарь спортивных терминов.

Библиотека видео упражнений на оригинальном сайте:
http://darebee.com/exercises

1 ОДИН НА ОДИН

Расширьте пределы вашей выносливости. Это интервальная тренировка - в ней одна минута активного действия чередуется с минутным перерывом на отдых. Такой вид тренировок ускоряет обмен веществ и помогает сжигать жир. Эта тренировка бросит вам вызов независимо от вашего уровня физической подготовки, потому что если вы захотите повысить нагрузку, то вы можете просто увеличивать интенсивность каждого повторения в каждом подходе.

ЦЕЛЬ: СЖИГАНИЕ ЖИРА

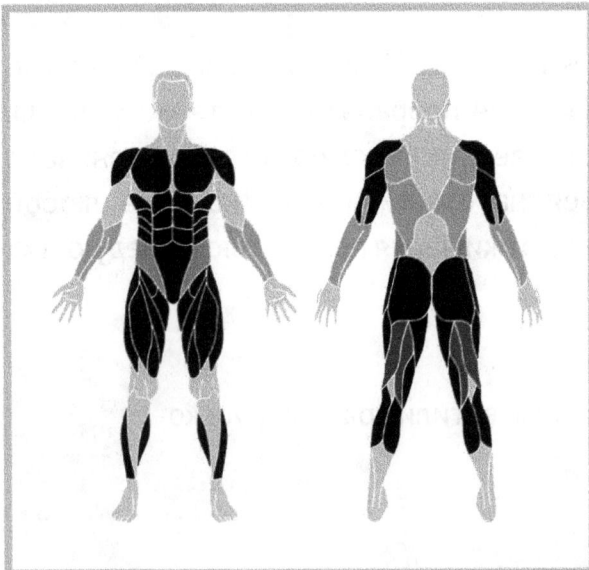

Один На Один

ТРЕНИРОВКА ОТ DAREBEE © darebee.com

1 минута каждое упражнение | **1** минута отдыха между упражнениями

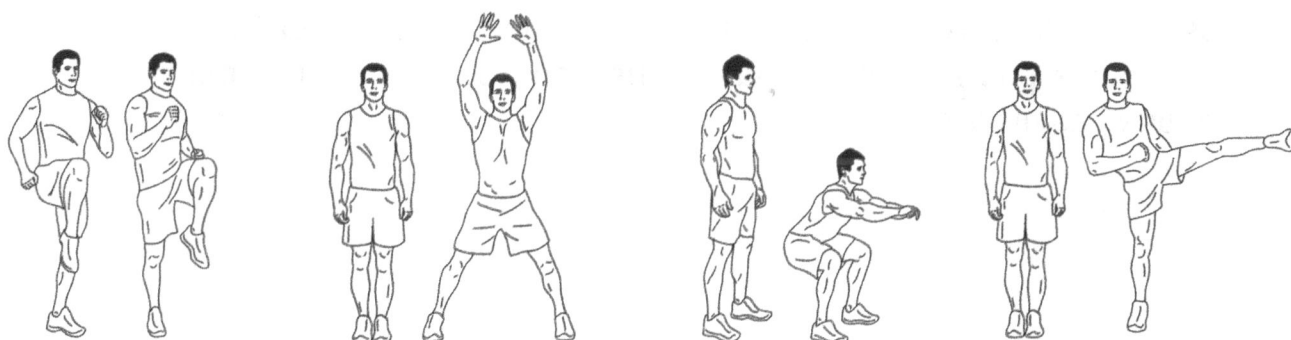

высокие подъёмы колена

прыжки "ноги вместе, ноги врозь"

приседания

подъемы ноги в сторону

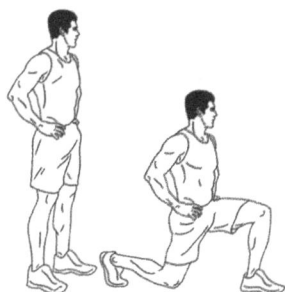

выпады

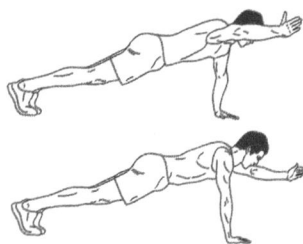

подъем рук в планке

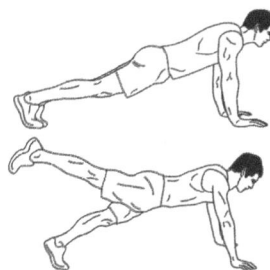

подъем ног в планке

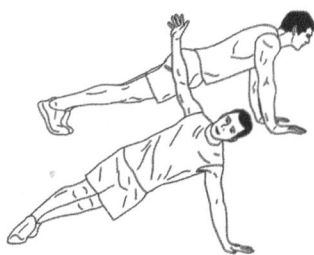

повороты из планки

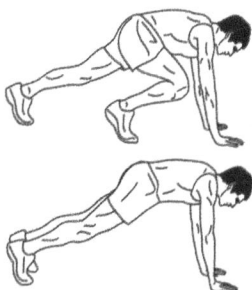

"скалолазы"

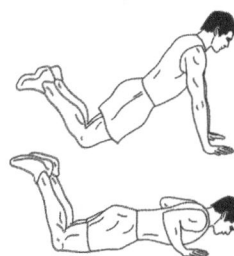

отжимания с колен

2-МИНУТНАЯ ТРЕНИРОВКА

Покоя нет для отважных. Это высокоинтенсивная тренировка для нижней части тела, призванная помочь вам достичь взрывной силы. Начните с любого уровня, на котором вы чувствуете себя комфортно, но каждый раз делайте упражнения изо всех сил, тогда вы получите лучшие результаты.

ЦЕЛЬ: СЖИГАНИЕ ЖИРА

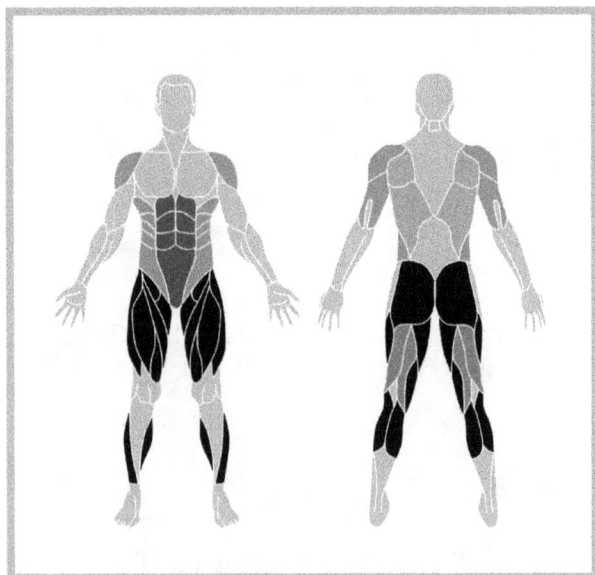

2-МИНУТНАЯ
ТРЕНИРОВКА

ОТ DAREBEE © darebee.com

20 секунд каждое упражнение

без отдыха между упражнениями

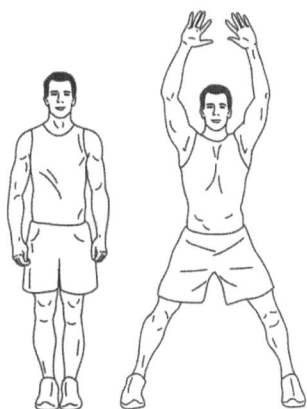

прыжки "ноги вместе, ноги врозь"

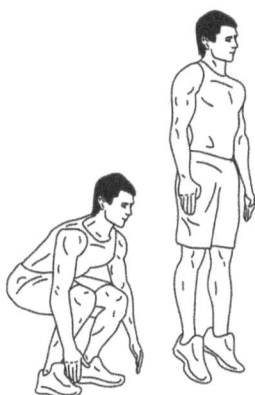

приседания с прыжком

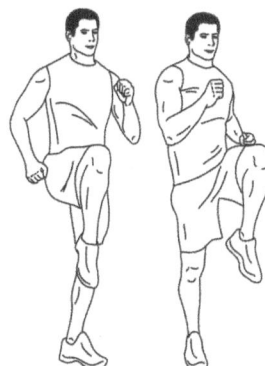

высокие подъёмы колена

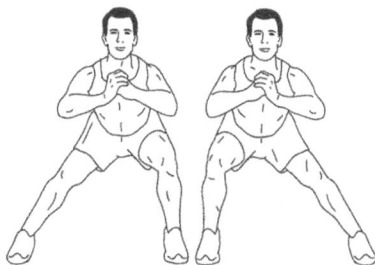

выпады в сторону

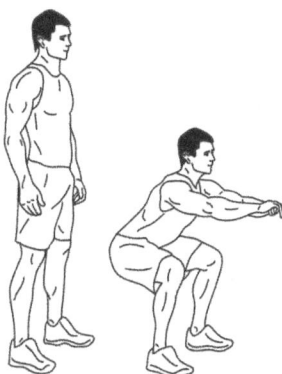

приседания

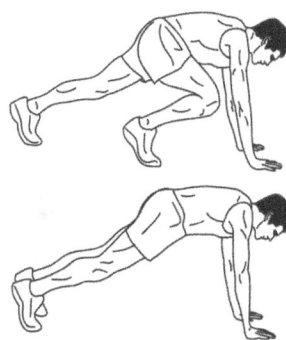

"скалолазы"

3 БЕРПИ 12 ШАГОВ

Это суперсет классического упражнения бёрпи. Программу из двенадцати шагов к идеальному набору бёрпи можно выполнять везде, даже если у вас совсем мало места. Это делает ее идеальной программой упражнений в путешествиях.

ЦЕЛЬ: СЖИГАНИЕ ЖИРА

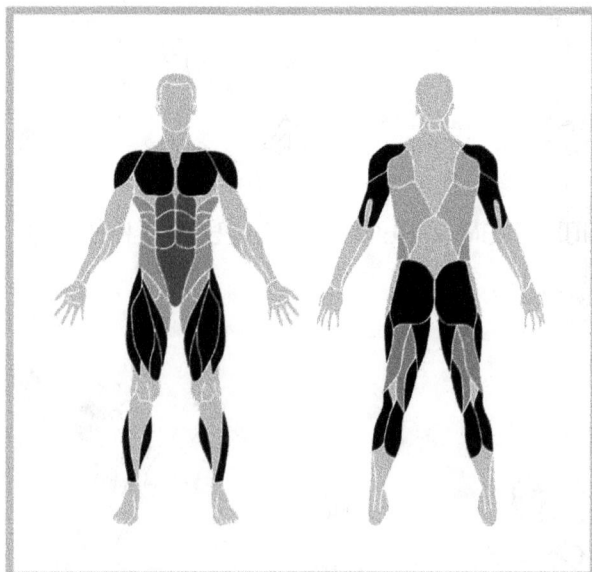

БЁРПИ

12 ШАГОВ

ТРЕНИРОВКА ОТ DAREBEE © darebee.com

УРОВЕНЬ I 10 бёрпи **УРОВЕНЬ II** 20 бёрпи **УРОВЕНЬ III** 30 бёрпи

1 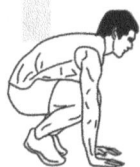 2 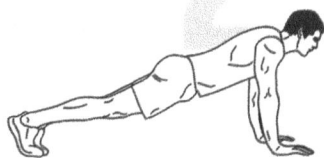 3 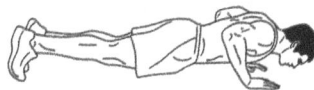 4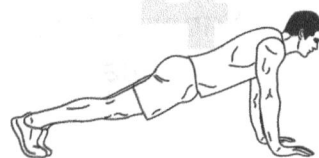

5 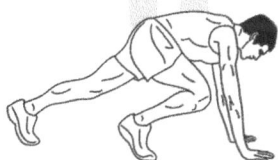 6 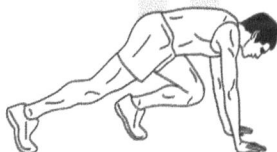 7 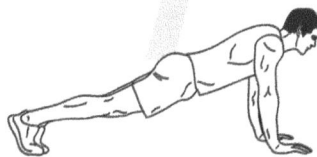 8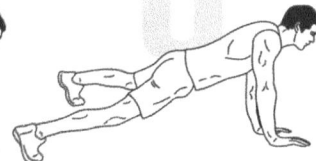

9 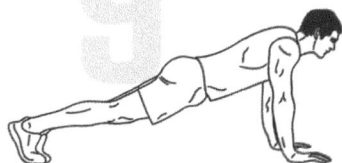 10 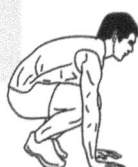 11 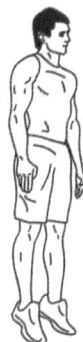 12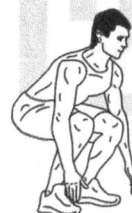

4 180 ГРАДУСОВ

Небольшие изменения в упражнениях могут дать удивительно большие результаты. Смена направления каждый раз, когда вы ударяете ногой по полу, не только предлагает некоторые вариации, но также бросает вызов склонности вашего тела к оптимизированному распорядку, который сводит к минимуму энергию, необходимую для выполнения какого-либо действия. Это делает упражнения физически сложными, но есть и другие скрытые преимущества: каждый раз, когда вы изменяете направление, упражнения становятся более трудными с точки зрения когнитивного распознавания. Короче говоря, они бросают вызов вашему мозгу, заставляя его усерднее работать, чтобы адаптироваться.

Упражнения значительно улучшают ясность ума, координацию и даже повышают уровень интеллекта (IQ).

ЦЕЛЬ: СЖИГАНИЕ ЖИРА

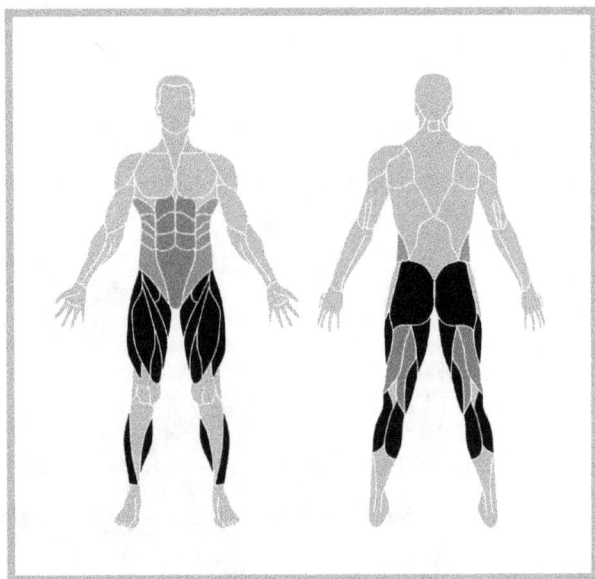

180 ГРАДУСОВ

ТРЕНИРОВКА ОТ DAREBEE
© darebee.com

УРОВЕНЬ I 3 подхода
УРОВЕНЬ II 5 подходов
УРОВЕНЬ III 7 подходов
ОТДЫХ до 2 минут

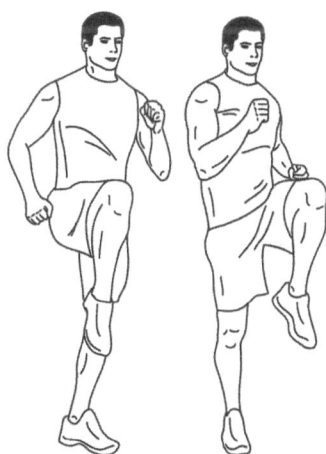

20 высоких подъёмов колена

приседание с прыжком

20 высоких подъёмов колена

приседание с прыжком

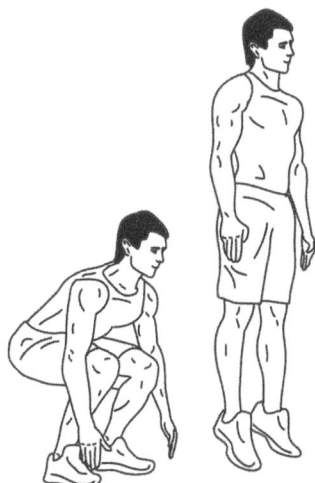

20 высоких подъёмов колена

приседание с прыжком

20 высоких подъёмов колена

приседание с прыжком

20 высоких подъёмов колена

приседание с прыжком

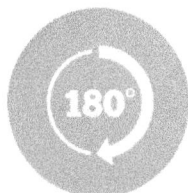

измените направление: после каждого приседания с прыжком
подпрыгните и повернитесь на 180° (в обратную сторону)

5   1000 БАЛЛОВ

Награждайте себя баллом и получайте удовольствие от того, что вы делаете с помощью тренировки, призванной зарядить ваше тело энергией. Тренировка на 1000 баллов позволит вам проработать все основные группы мышц.

ЦЕЛЬ: СЖИГАНИЕ ЖИРА

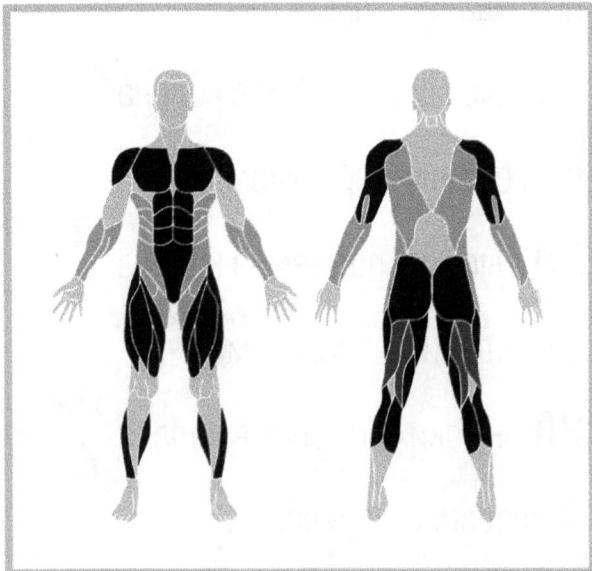

1000 БАЛЛОВ

ТРЕНИРОВКА ОТ DAREBEE © darebee.com

тренировка в течении дня   **каждое повторение = 1 балл**

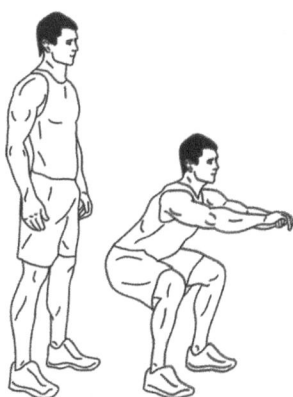

приседания

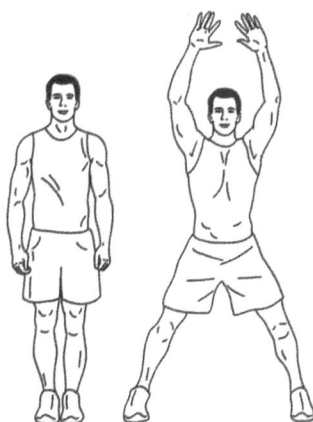

прыжки "ноги вместе,
ноги врозь"

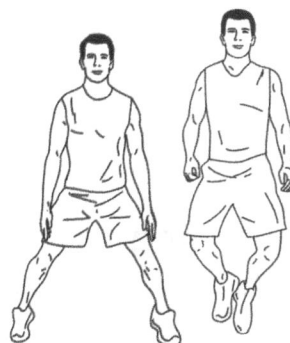

прыжки с "хлопком"
ступнями

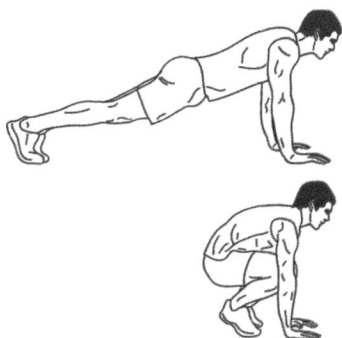

"впрыгивания"
из планки

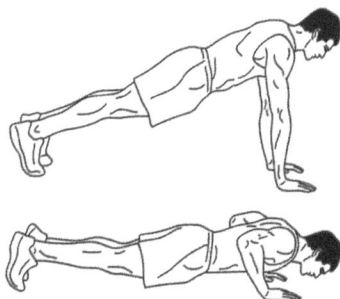

отжимания

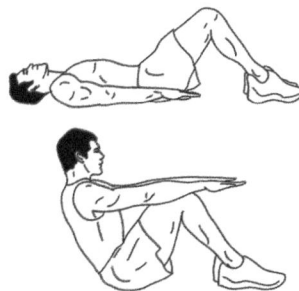

подъёмы корпуса

6   СОВЕРШЕННЫЙ ПРЕСС

Совершенствуйте ваше тело, измените осанку и добавьте выносливости с помощью тренировки Совершенный Пресс. Вы не только почувствуете изменения в своей походке, но и заметите разницу каждый раз, когда выполняете какое-либо упражнение.

ЦЕЛЬ: ПРЕСС

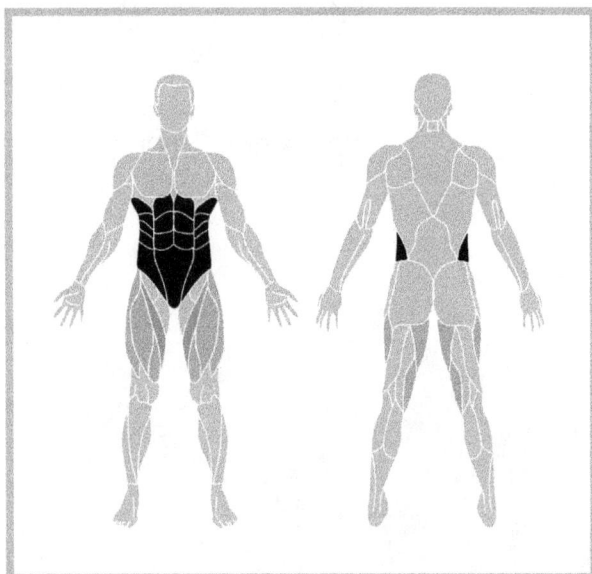

совершенный
ПРЕСС

ТРЕНИРОВКА ОТ DAREBEE © darebee.com

УРОВЕНЬ I 3 подхода **УРОВЕНЬ II** 4 подхода **УРОВЕНЬ III** 5 подходов
ОТДЫХ до 2 мин

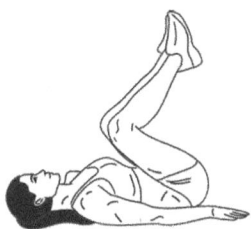

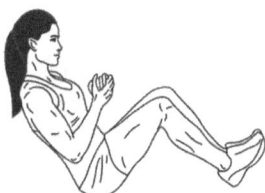

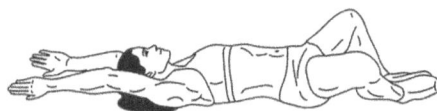

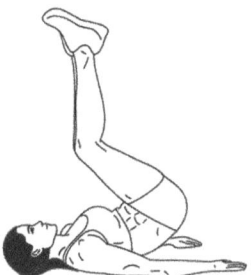

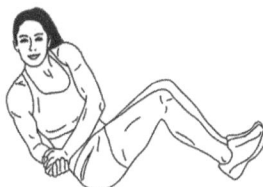

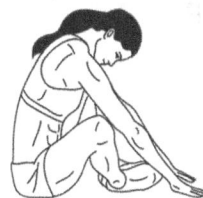

10 обратных скручиваний

4 поворота торса
"русский твист"

10 подъемов корпуса
"бабочка"

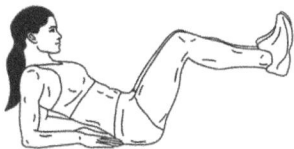

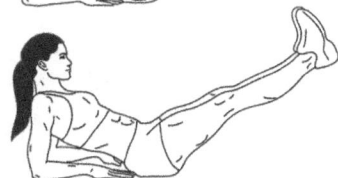

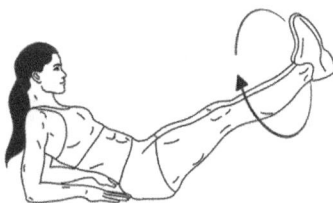

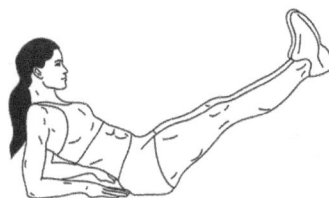

10 скручиваний
с разгибанием ног

4 круга ногами

считая до 10 удержание
поднятых ног

7 СТАЛЬНОЙ ПРЕСС

Мышцы живота - это бронежилет. Они помогают защитить ваши жизненно важные органы от повреждений. Они обеспечивают максимальную работоспособность вашего тела, а когда снимается одежда, помогают вам выглядеть потрясающе. Эта тренировка - наковальня, на которой изготавливается броня.

ЦЕЛЬ: ПРЕСС

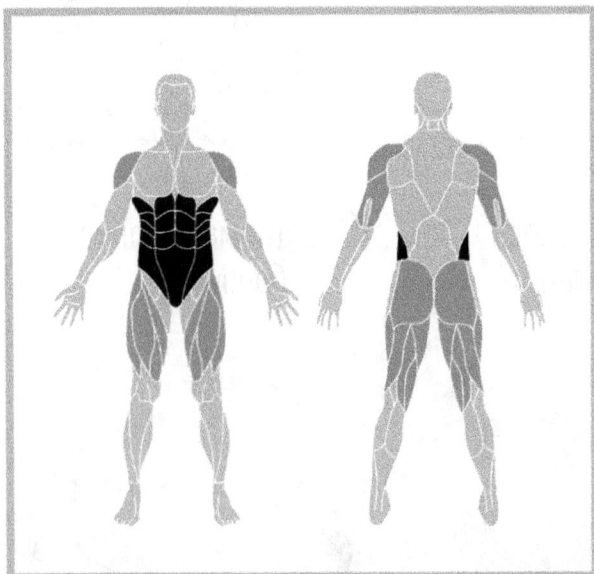

СТАЛЬНОЙ
ПРЕСС

ТРЕНИРОВКА ОТ DAREBEE © darebee.com

УРОВЕНЬ I 3 подхода **УРОВЕНЬ II** 4 подхода **УРОВЕНЬ III** 5 подходов **ОТДЫХ** до 2 мин

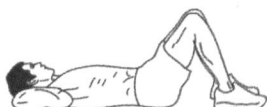
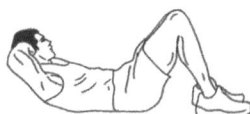

10 скручиваний

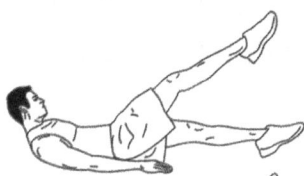
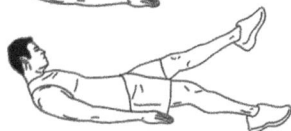

10 махов ногами

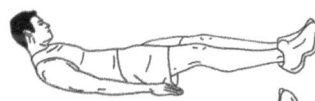
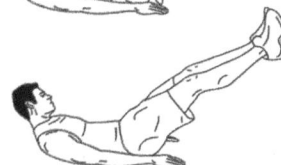

5 подъемов ног

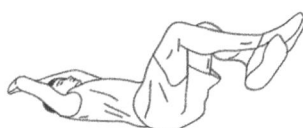
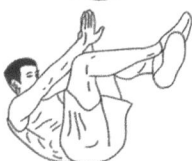

10 скручиваний
к коленям

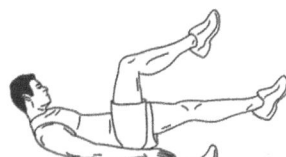
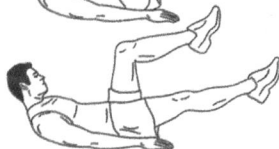

10 упражнений
"велосипед"

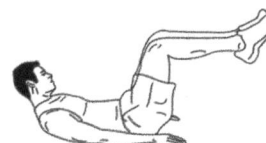
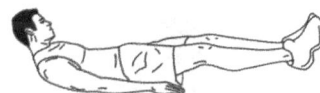

5 скручиваний с
разгибанием ног

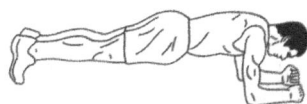
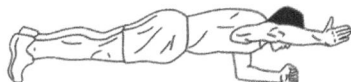

10 подъёмов руки в планке

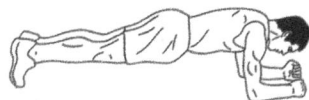

считая до 10 планка

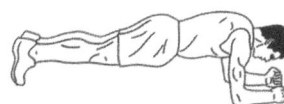
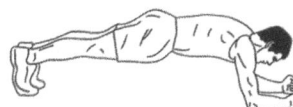

5 планка "пила"

8 АХИЛЛЕС

Тело состоит из двух основных частей: верхней и нижней. Физическая сила возникает за счет создания синхронизированного соединения между ними. Тренировка Ахиллес направлена на то, чтобы помочь вам сделать это с помощью ряда упражнений, которые заставят вас почувствовать, что вы не прохлаждались, выполняя их.

ЦЕЛЬ: СЖИГАНИЕ ЖИРА

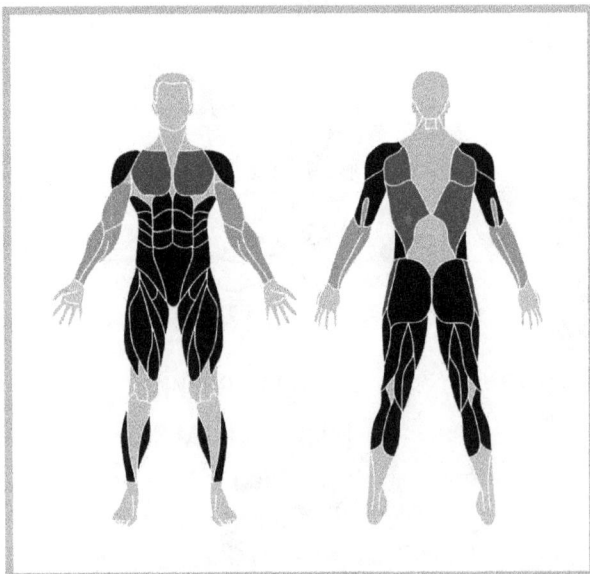

АХИЛЛЕС

ТРЕНИРОВКА ОТ DAREBEE © darebee.com

УРОВЕНЬ I 3 подхода **УРОВЕНЬ II** 5 подходов **УРОВЕНЬ III** 7 подходов **ОТДЫХ** до 2 мин

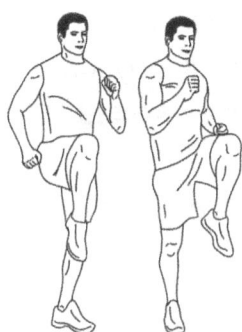

20 высоких подъёмов колена

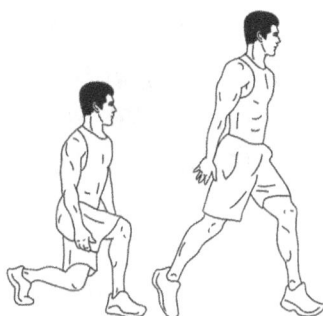

4 выпада с прыжком

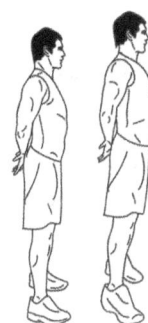

4 подъёма на носки

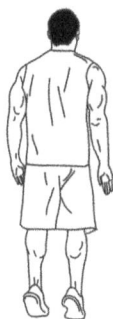

считая до 20 стойка на носках

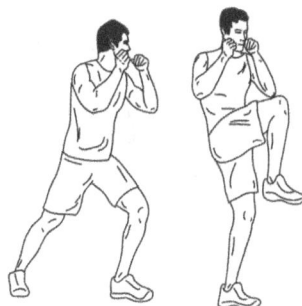

20 комбо удар коленом + удар локтем

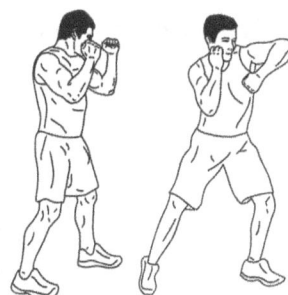

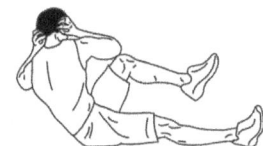

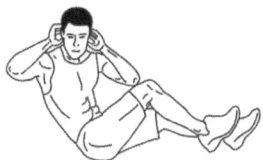

10 скручиваний колено-к-локтю

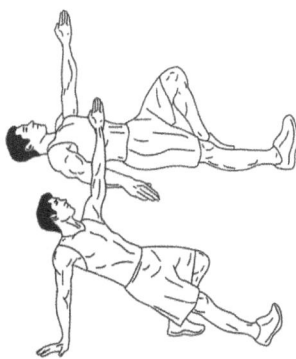

10 подъёмов корпуса

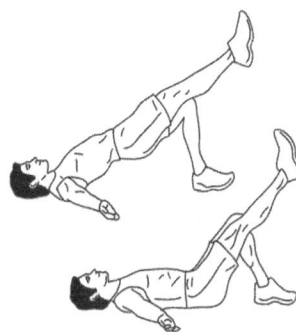

10 мостиков на одной ноге

9 Я ОТКАЗЫВАЮСЬ ПОДЧИНЯТЬСЯ

«Вы все попали на этот корабль по разным причинам, но вы все пришли в одно и то же место. Итак, теперь я прошу от вас больше, чем раньше. Может все. Я уверен в одном, они вернутся. Либо в другом мире, либо на эту самую землю, которая опустеет. Через год или через десять лет они вернутся к вере в то, что могут сделать людей... лучше. И меня это не устраивает. Так что, отступления больше не будет. Я отказываюсь подчиняться». Мэл, Серенити

ЦЕЛЬ: СИЛА & ТОНУС, ВЕРХНЯЯ ЧАСТЬ ТЕЛА

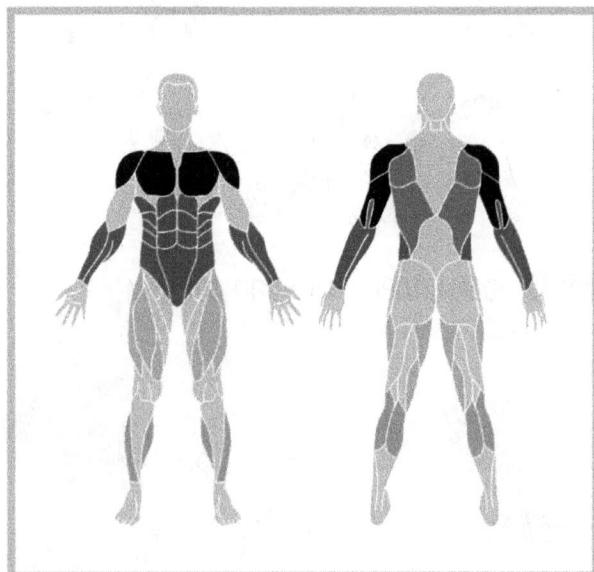

Я ОТКАЗЫВАЮСЬ
ПОДЧИНЯТЬСЯ

ТРЕНИРОВКА ОТ DAREBEE © darebee.com

УРОВЕНЬ I 3 подхода **УРОВЕНЬ II** 4 подхода **УРОВЕНЬ III** 5 подходов **ОТДЫХ** до 2 мин

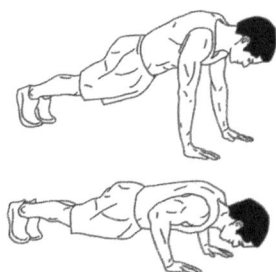

2 отжимания

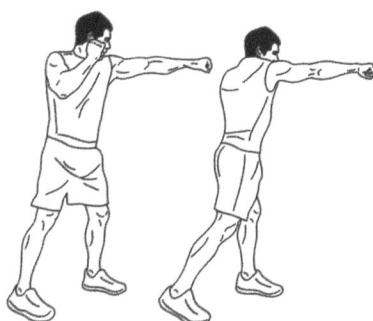

20 прямых ударов

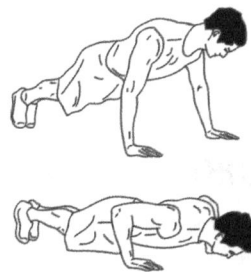

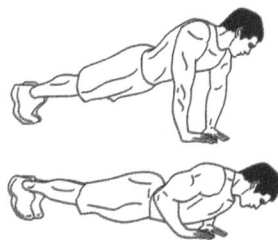

2 отжимания с широкой постановкой рук

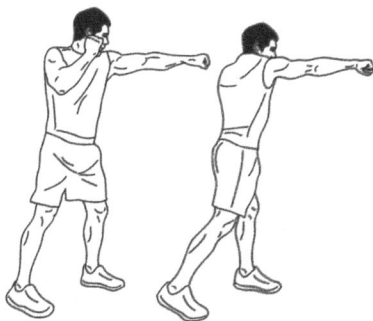

20 прямых ударов

2 отжимания с узкой постановкой рук

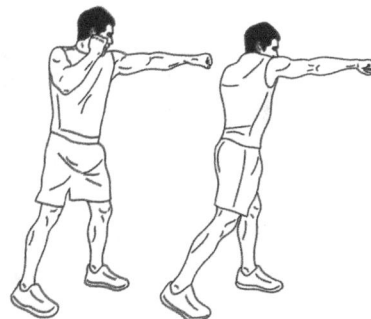

20 прямых ударов

10 ПОДНЯТЬСЯ В ВОЗДУХ

Пол – это лава! Что бы ни было, не оставайтесь на земле! Это домашняя кардио тренировка, которая проработает все ваше тело и бросит вызов вашей аэробной выносливости. Эта тренировка использует вес вашего тела против вас, чтобы максимально воздействовать на ваши мышцы. А сейчас, готовы получить впечатляющие результаты?

ЦЕЛЬ: СЖИГАНИЕ ЖИРА

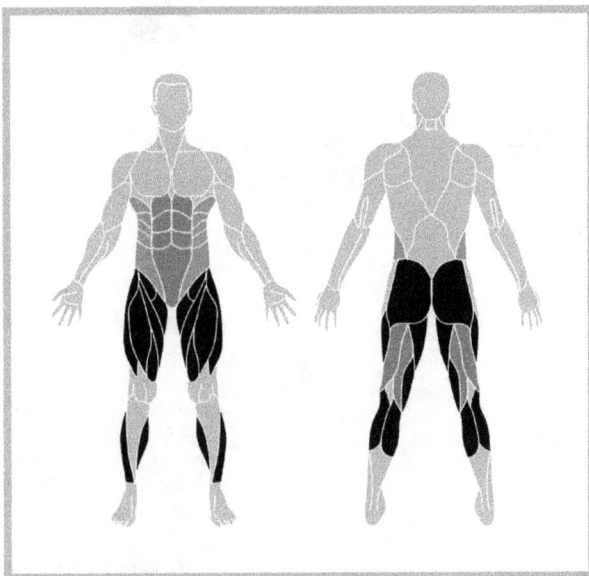

ПОДНЯТЬСЯ В ВОЗДУХ

ТРЕНИРОВКА ОТ DAREBEE © darebee.com

УРОВЕНЬ I 3 подхода **УРОВЕНЬ II** 5 подходов **УРОВЕНЬ III** 7 подходов **ОТДЫХ** до 2 мин

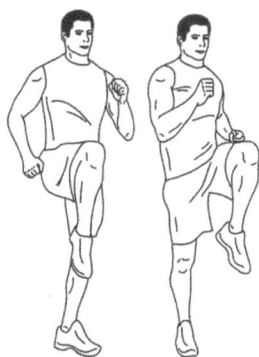

20 высоких подъёмов колена

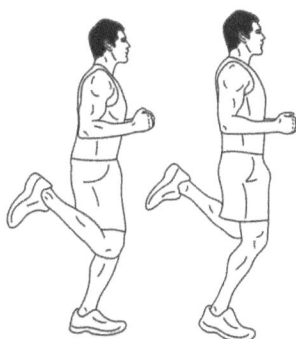

10 заносов голени назад (в беге на месте)

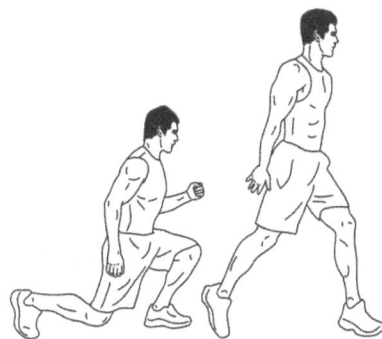

2 выпада с прыжком

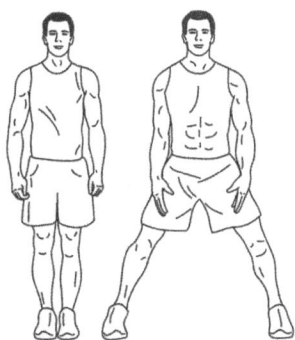

20 прыжков "ноги вместе, ноги врозь"

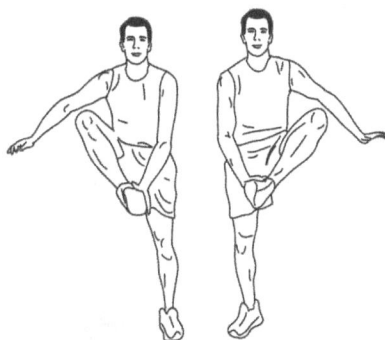

10 прыжков с касанием ступни

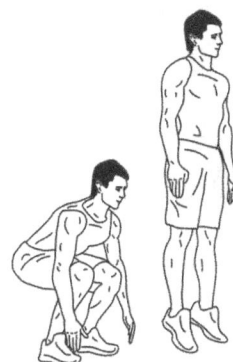

2 приседания с прыжком

11 АМАЗОНКА

Сила нижней части тела, взрывные движения, ловкость и грация - все это часть арсенала навыков Амазонки. Это тренировка, которая подталкивает вас от одной вершины к другой, поскольку данная последовательность упражнений нацелена на проработку основных групп мышц, предъявляя разные требования к каждой из них. Научитесь комбинировать различные фитнес-техники и контролировать свое тело.

ЦЕЛЬ: СЖИГАНИЕ ЖИРА

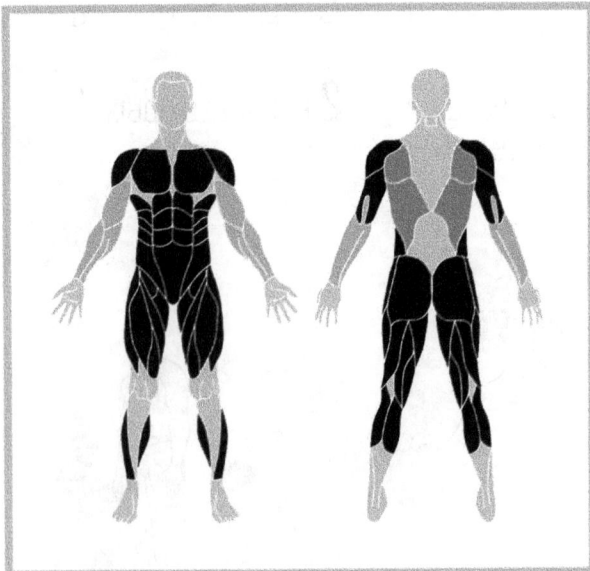

АМАЗОНКА

ТРЕНИРОВКА ОТ DAREBEE © darebee.com

УРОВЕНЬ I 3 подхода **УРОВЕНЬ II** 5 подходов **УРОВЕНЬ III** 7 подходов **ОТДЫХ** до 2 мин

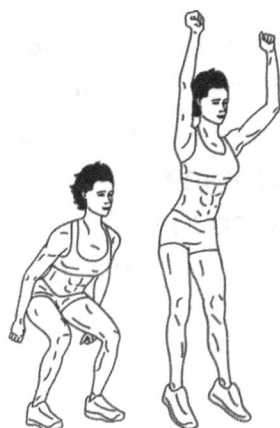

2 приседания с прыжком

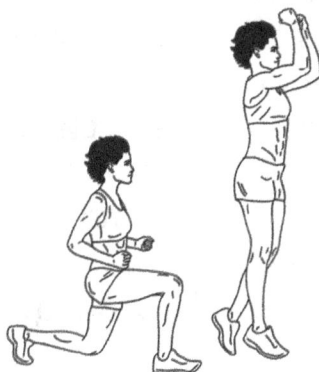

10 выпадов с прыжком

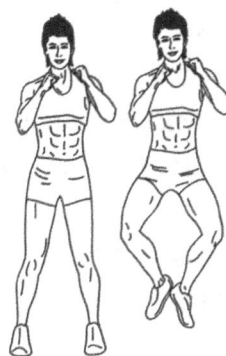

2 прыжка со сведением пяток

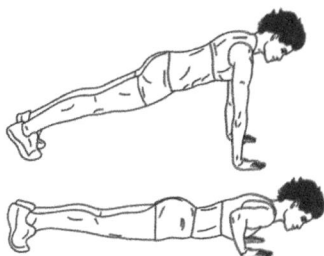

10 отжиманий

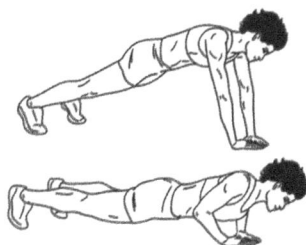

2 отжимания с узкой постановкой рук

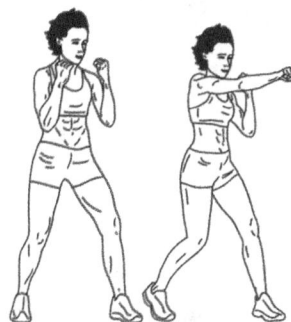

20 прямых ударов

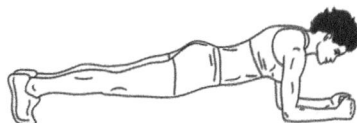

считая до 10 планка на локтях

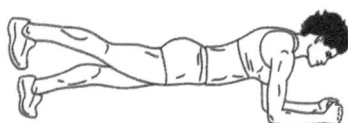

считая до 20 планка с поднятой ногой

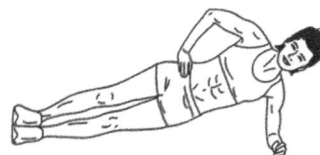

считая до 20 боковая планка

12 ЯКОРЬ

Активная растяжка требует, чтобы вы приняли позу, а затем удерживали ее, используя только силу мышц-агонистов. Результатом активного растяжения являются не только удлиненные мышцы, но и их ускоренный рост, более сильные сухожилия и более широкий диапазон движений основных мышечных групп. Активная тренировка на растяжку Якорь проведет вас по некоторым ключевым позициям, которые влияют на работу основных групп мышц тела. Позже вы точно почувствуете разницу.

ЦЕЛЬ: РАСТЯЖКА

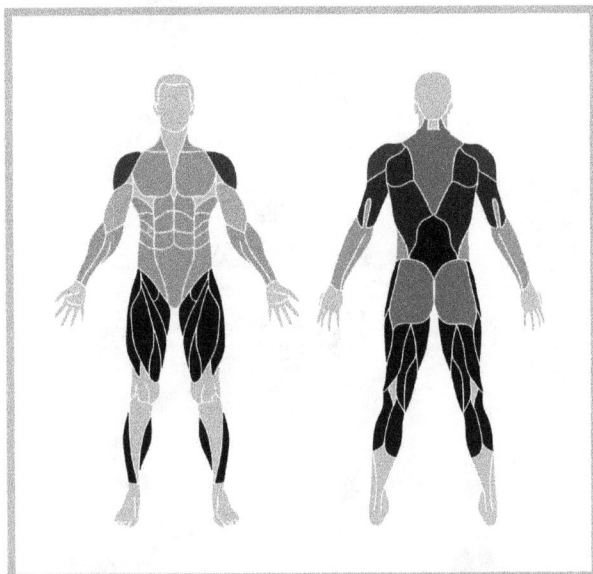

Якорь

АКТИВНАЯ РАСТЯЖКА ОТ DAREBEE   © darebee.com

60 секунд каждое упражнение   -   30 секунд каждая нога

3 подхода | до 2 минут отдыха между подходами

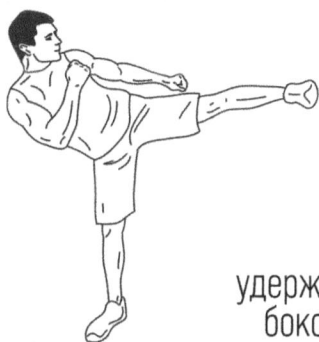

удержание бокового удара

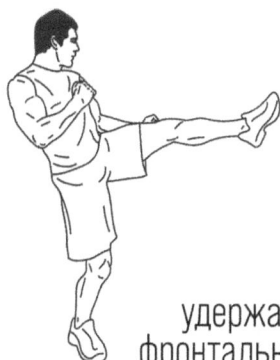

удержание фронтального удара

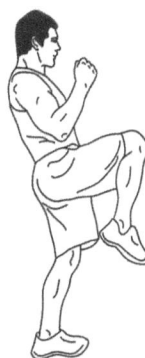

удержание поднятого колена

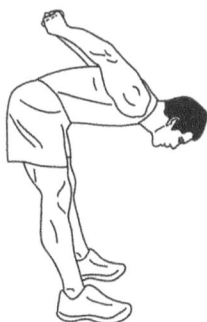

удержание сведенных сзади рук

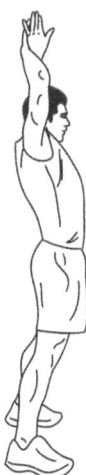

удержание сведенных вверху рук

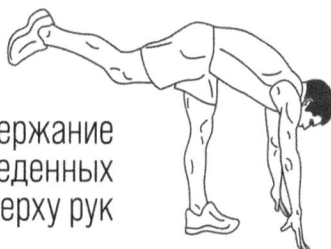

удержание в наклоне вниз

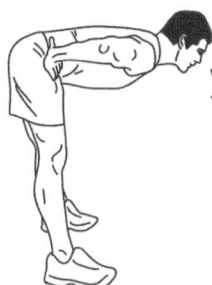

удержание в наклоне вперед

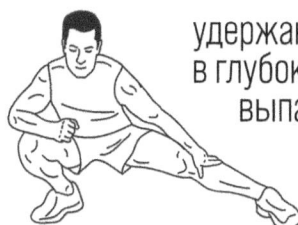

удержание в глубоком выпаде

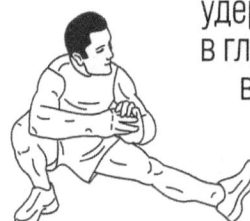

удержание в глубоком выпаде, носок вверх

13 БРОНЯ

Крепкая брюшная стенка влияет на все. Как вы сидите. Как вы ходите. На ваши успехи во всех видах спорта. Как быстро вы устаете и как плавно двигаетесь. Это тренировка, при которой вы нажимаете на все нужные кнопки, помогая подтянуть и накачать пресс. Летом вы будете благодарны, что сделали это.

ЦЕЛЬ: ПРЕСС

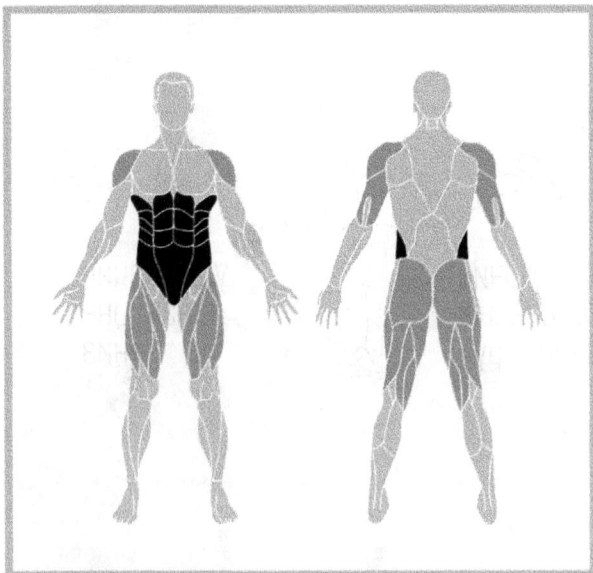

Броня

ТРЕНИРОВКА ОТ DAREBEE © darebee.com

УРОВЕНЬ I 3 подхода **УРОВЕНЬ II** 4 подхода **УРОВЕНЬ III** 5 подходов **ОТДЫХ** до 2 мин

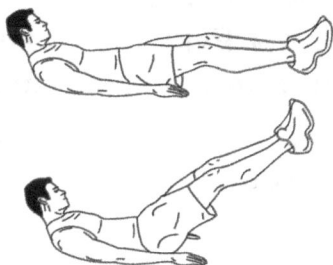

5 подъемов ног

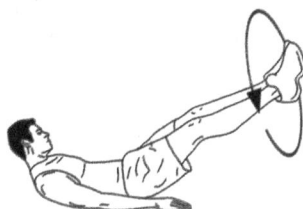

5 кругов ногами

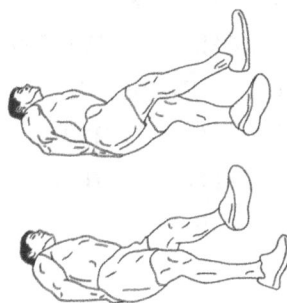

10 "ножниц"

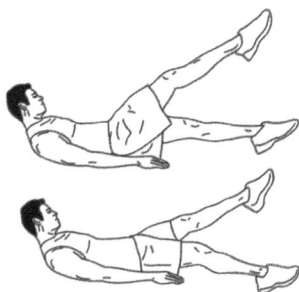

10 махов ногами

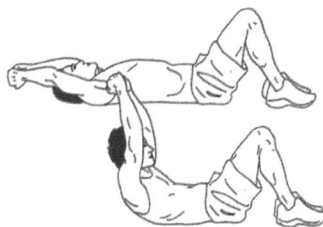

5 скручиваний, руки над головой

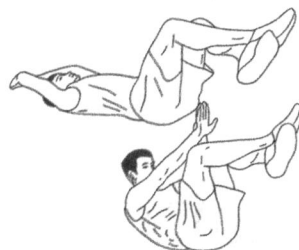

5 скручиваний к коленям

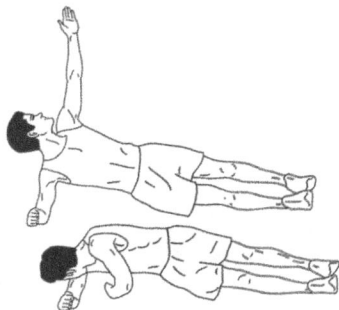

10 поворотов в планке

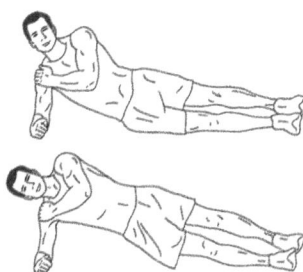

10 боковых мостиков

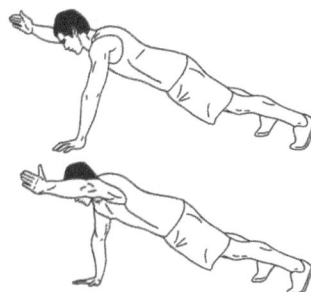

10 подъемов руки в планке

14   КУЕМ РУКИ ИЗ СТАЛИ

Каким бы спортом вы ни занимались, ваши руки являются его важным компонентом, и чем они сильнее, тем лучше будут ваши достижения. Однако, сделать их сильными - непростая задача. Именно здесь на помощь приходит тренировка Куем Руки Из Стали. Она не только задействует ваши руки практически под любым углом, но и почти не даст вам времени на отдых, заставляя ваши мышцы восстанавливаться на лету. Результат вам точно понравится.

ЦЕЛЬ: СИЛА & ТОНУС, ВЕРХНЯЯ ЧАСТЬ ТЕЛА

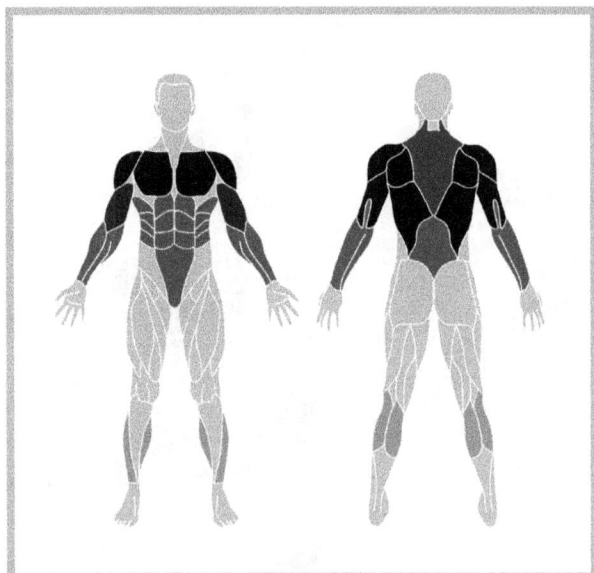

РУКИ ИЗ СТАЛИ

ТРЕНИРОВКА ОТ DAREBEE © darebee.com

УРОВЕНЬ I 3 подхода **УРОВЕНЬ II** 4 подхода **УРОВЕНЬ III** 5 подходов **ОТДЫХ** до 2 мин

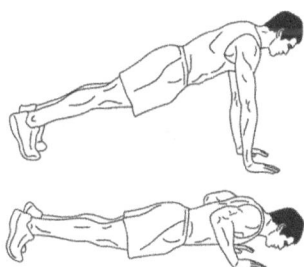

2 отжимания

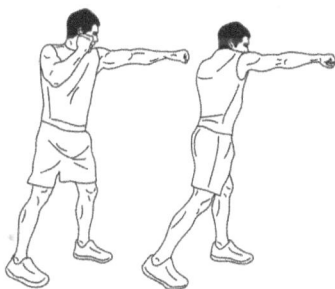

20 прямых ударов

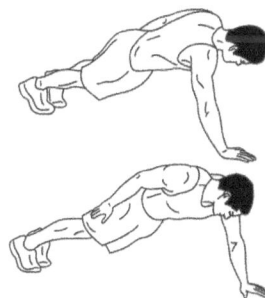

10 касаний бедра

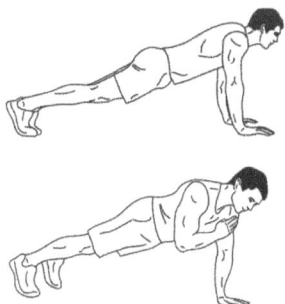

10 касаний плеча

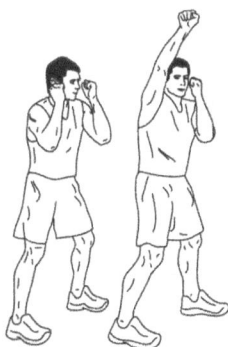

20 ударов вверх

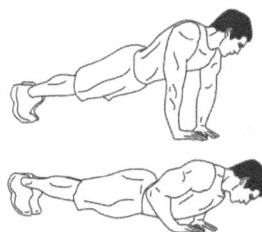

2 отжимания с узкой постановкой рук

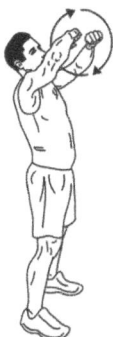

2 минуты быстрые вращения руками

15 ВЫИГРЫШ СРАЗУ

Эта тренировка предназначена для того, чтобы вы стали более стройными и более энергичными. И вы будете стараться в поте лица. Ваше тело онемеет, ваши легкие будут гореть, вы прочувствуете эту нагрузку "на все сто". Но ... вы ведь знаете, что оно того стоит, и делаете это ради результата. Так что, вперед!

ЦЕЛЬ: СЖИГАНИЕ ЖИРА

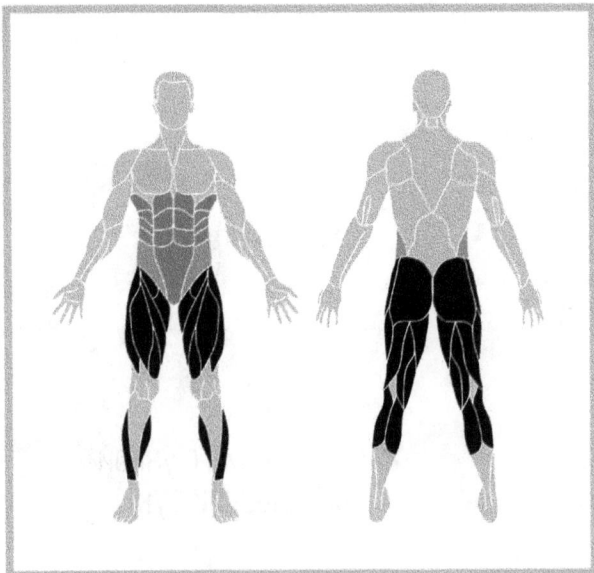

ВЫИГРЫШ СРАЗУ

ТРЕНИРОВКА ОТ DAREBEE © darebee.com

УРОВЕНЬ I 3 подхода **УРОВЕНЬ II** 5 подходов **УРОВЕНЬ III** 7 подходов **ОТДЫХ** до 2 мин

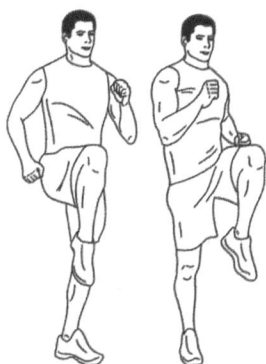

20 высоких подъёмов колена

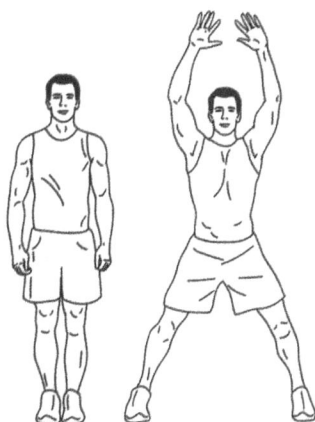

10 прыжков "ноги вместе, ноги врозь"

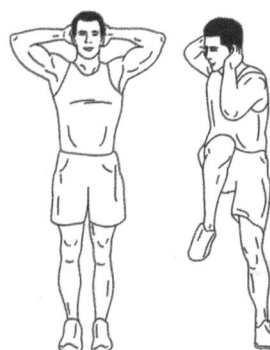

10 подъёмов колена к локтю

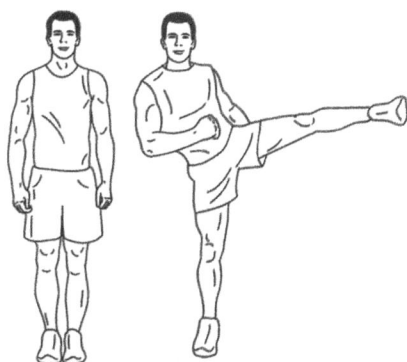

20 подъёмов ноги в сторону

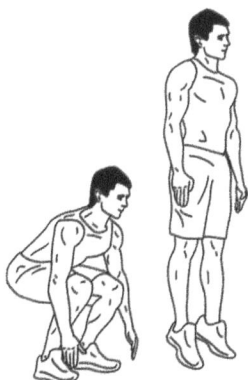

2 приседа с прыжком

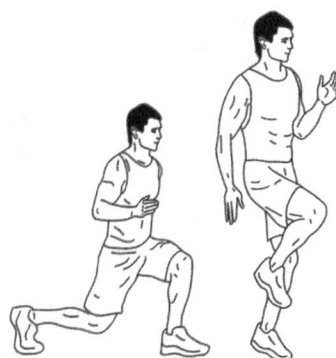

10 выпадов с подъёмом колена

16 РАВНОВЕСИЕ & КООРДИНАЦИЯ

Для того, чтобы хорошо удерживать равновесие, нужно иметь сильный кор, стабильные сухожилия и мощные опорные группы мышц. Упражнения на равновесие помогают укрепить группы мышц и сухожилия, необходимые для развития мышечного контроля, большого физического мастерства и той силы тела, которая отличает настоящих спортсменов.

ЦЕЛЬ: СИЛА & РАВНОВЕСИЕ

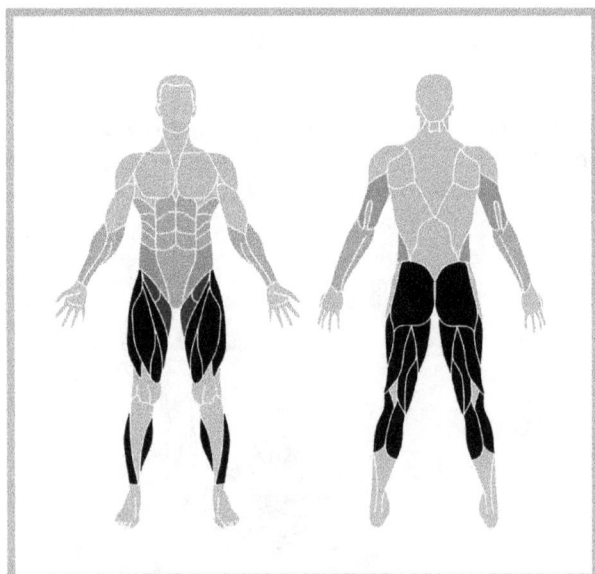

Равновесие & Координация

ТРЕНИРОВКА ОТ DAREBEE © darebee.com

Удерживайте каждую позу в течении 20 секунд, затем переходите к следующей. Повторите последовательность с другой ноги.

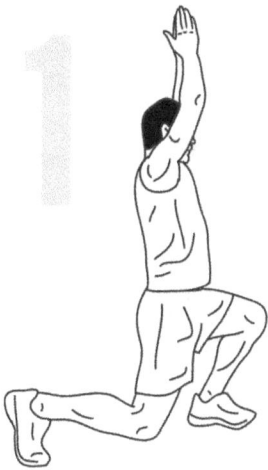

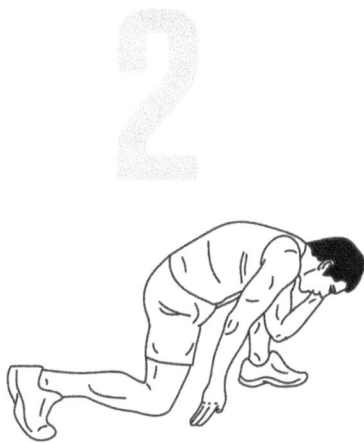

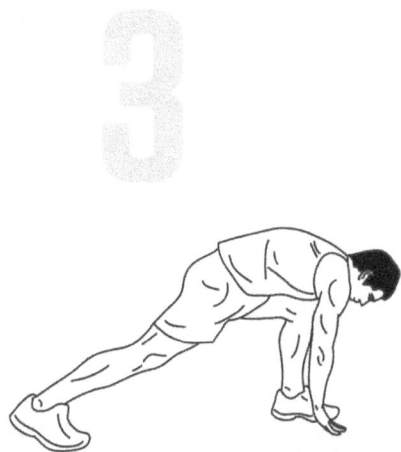

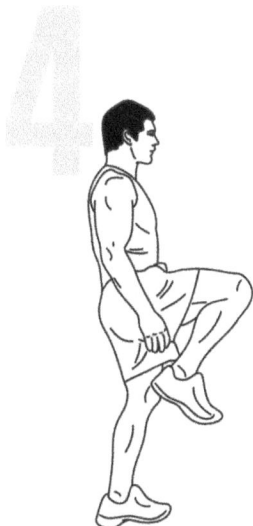

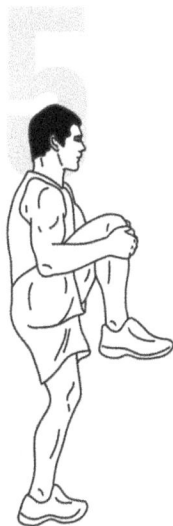

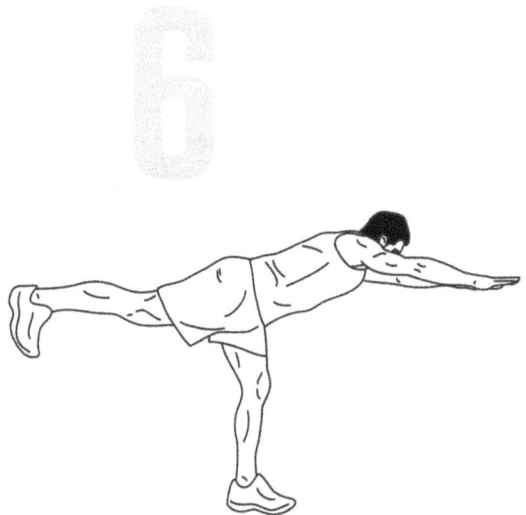

1

2

3

4

5

6

17 ЗВЕРЬ

У вас были моменты, когда вам было необходимо просто подумать о жизни, связаться со своим духовным наставником и открыть для себя свое тотемное животное? Сейчас это один из таких моментов. Вы готовитесь к действию, заглядываете глубоко внутрь себя и освобождаете своего внутреннего зверя, который поможет вам пройти тренировку. В процессе вы открываете для себя новое. Открываются новые возможности, и мышцы, которые вы, вероятно, не использовали раньше, вступают в игру, и ... вы трансформируетесь.

ЦЕЛЬ: СИЛА & ТОНУС

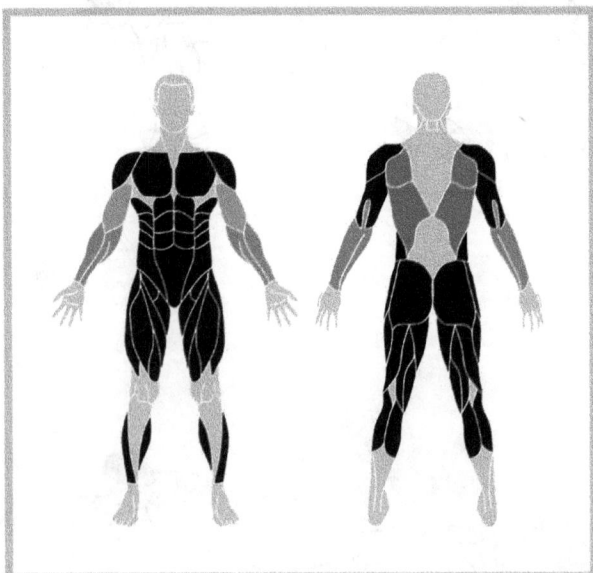

ЗВЕРЬ

ТРЕНИРОВКА ОТ DAREBEE
© darebee.com

УРОВЕНЬ I 3 подхода
УРОВЕНЬ II 5 подходов
УРОВЕНЬ III 7 подходов
ОТДЫХ до 2 минут

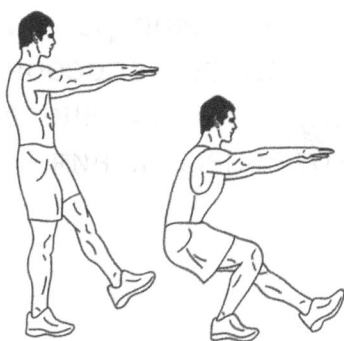

10 приседаний на одной ноге   **10** подъёмов корпуса   **10** обратных скручиваний

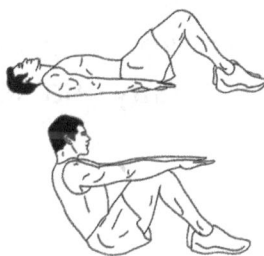

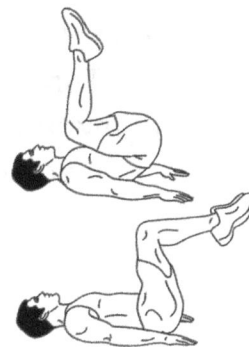

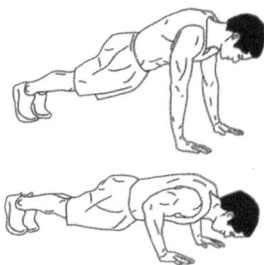

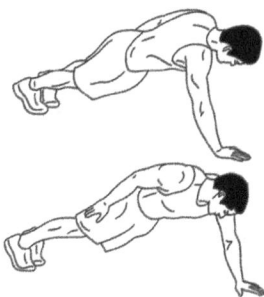

5 отжиманий   **10** касаний бедра   **5** отжиманий

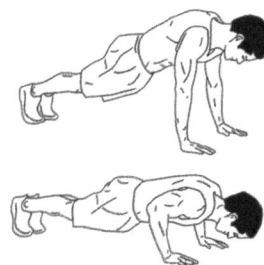

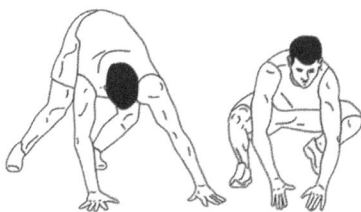

10 прыжков "лягушка"   **5** рывков ногами назад   **60сек** планка на локтях

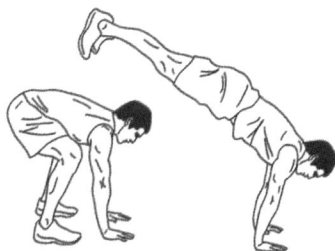

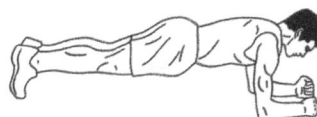

18 ТЕЛОХРАНИТЕЛЬ

Выносливость - это способность мышц работать как долго, так и усердно. Как любой спортивный навык, его можно развивать. Тренировка Телохранитель поможет вам развить способность выполнять длительную и высоко энергетическую работу еще долго после того, как все вокруг вас упадут на землю от изнеможения.

ЦЕЛЬ: СИЛА & ТОНУС

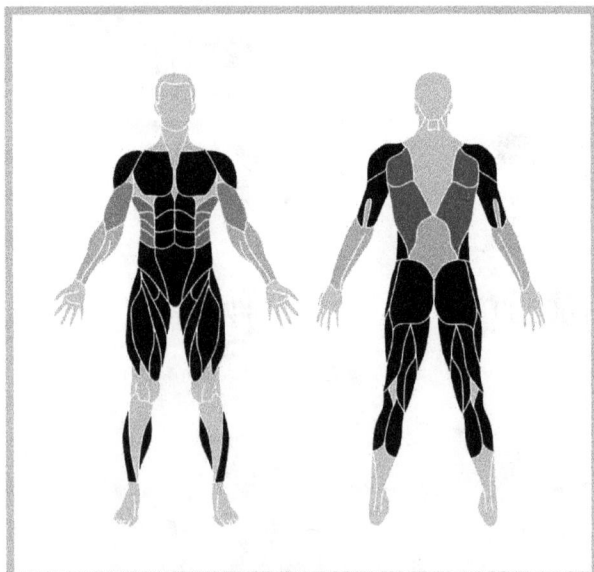

ТЕЛОХРАНИТЕЛЬ

ТРЕНИРОВКА ОТ DAREBEE © darebee.com

УРОВЕНЬ I 3 подхода УРОВЕНЬ II 5 подходов УРОВЕНЬ III 7 подходов ОТДЫХ до 2 мин

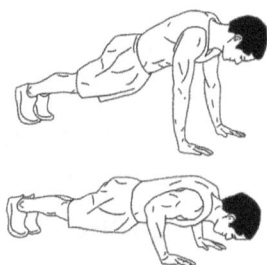

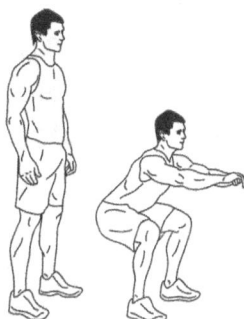

10 отжиманий   **10** приседаний   **10** подъемов корпуса

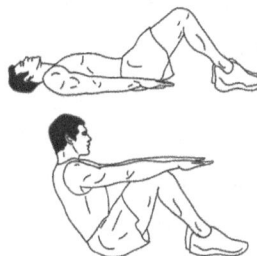

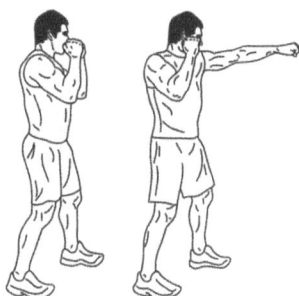

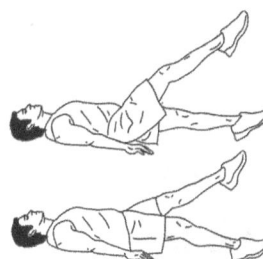

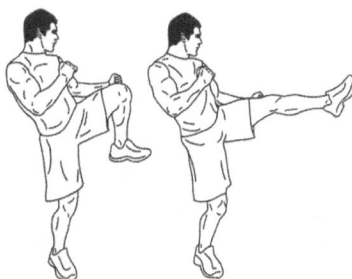

20 прямых ударов   **10** выпадов   **20** махов ногами

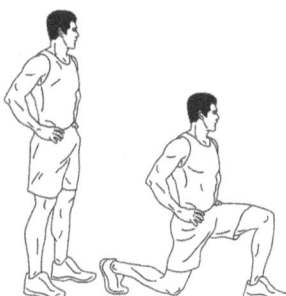

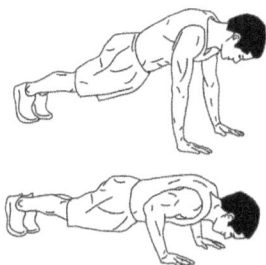

10 отжиманий   **20** прямых ударов ногой   **10** "ножниц"

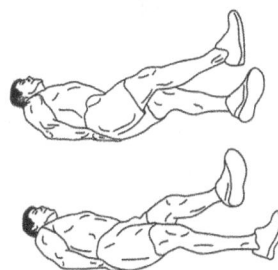

19 ПОЛНЫЙ КОНТРОЛЬ

Мы тренируемся, потому что на самом деле хотим управлять своим телом, контролировать его, хотим превратить его в машину, исполняющую наши приказы. Это нелегко. Это требует времени, усилий, напряженной работы. Тренировка Полный Контроль - шаг в этом направлении, шаг к контролю над телом, в котором вы живете. Если бы когда-либо существовала волшебная формула, которая дала бы желаемый результат, то эта тренировка была бы очень близка, чтобы быть таковой.

ЦЕЛЬ: СИЛА & ТОНУС

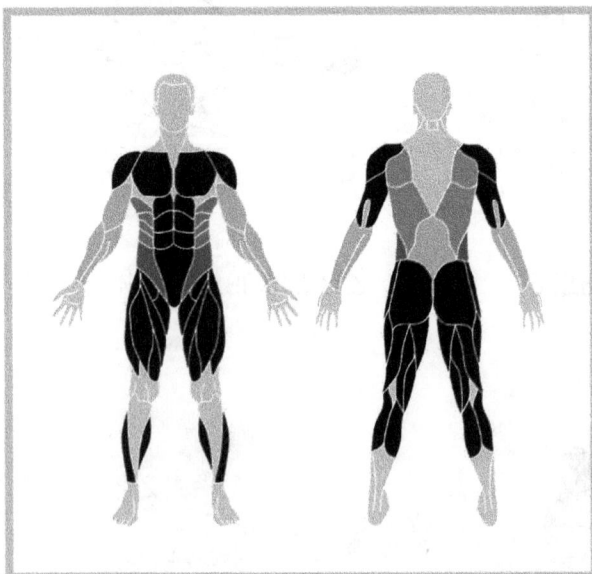

ПОЛНЫЙ
КОНТРОЛЬ

ТРЕНИРОВКА ОТ DAREBEE © darebee.com

УРОВЕНЬ I 3 подхода УРОВЕНЬ II 5 подходов УРОВЕНЬ III 7 подходов ОТДЫХ до 2 мин

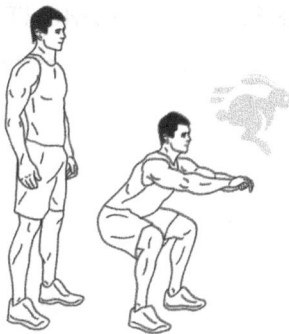

10 быстрых приседаний

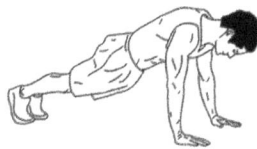

считая до 10 планка

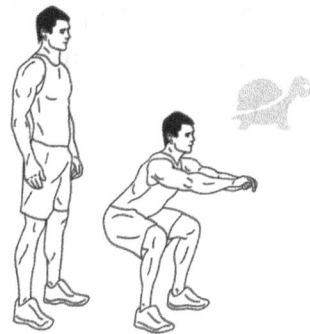

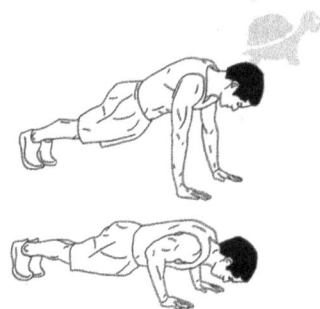

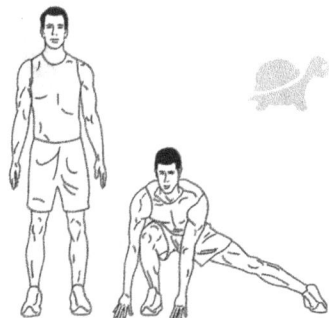

10 медленных приседаний

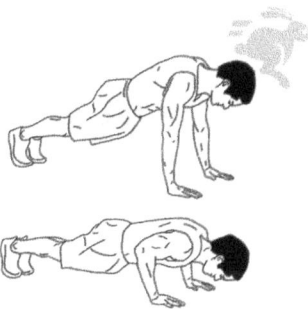

5 быстрых отжиманий

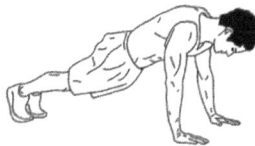

считая до 10 планка

5 медленных отжиманий

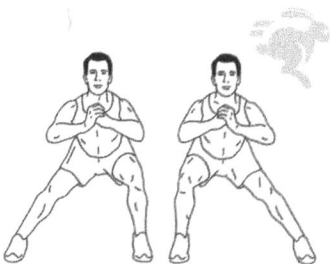

10 быстрых выпадов из стороны в сторону

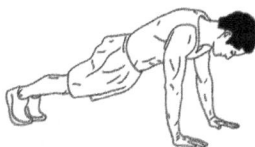

считая до 10 планка

10 медленных боковых выпадов

20 ГРАНИЦА

Единственное, что может улучшить "пограничную" тренировку, это когда она включает в себя две линии, а не одну. Я знаю, вы думаете, что ничего не может быть лучше. Но поверьте мне, в тот момент, когда у вас есть две линии на полу вместо одной, интенсивность тренировки полностью меняется.

ЦЕЛЬ: СЖИГАНИЕ ЖИРА

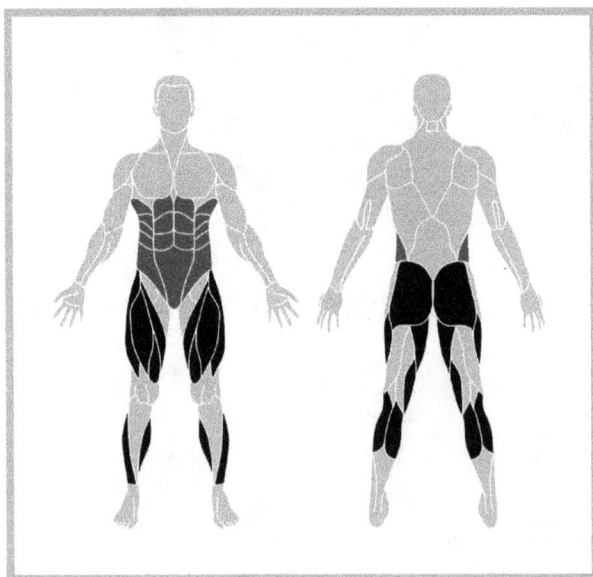

ГРАНИЦА

ТРЕНИРОВКА ОТ DAREBEE © darebee.com

УРОВЕНЬ I 3 подхода **УРОВЕНЬ II** 5 подходов **УРОВЕНЬ III** 7 подходов **ОТДЫХ** до 2 мин

нарисуйте две линии на ширине плеч

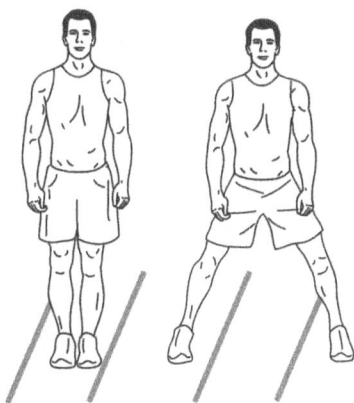

20 прыжков внутрь и вне линий

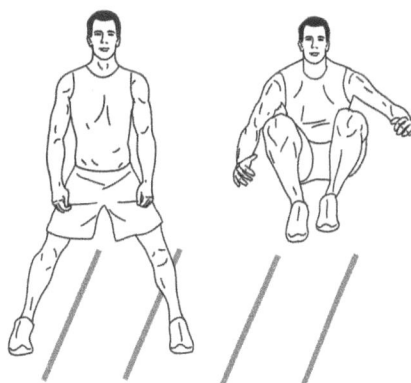

10 высоких прыжков с хлопком пятками

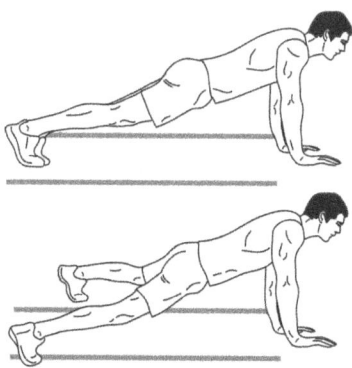

10 прыжков внутрь и вне линий в планке

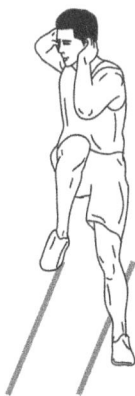

10 подъёмов колена к локтю вне линий

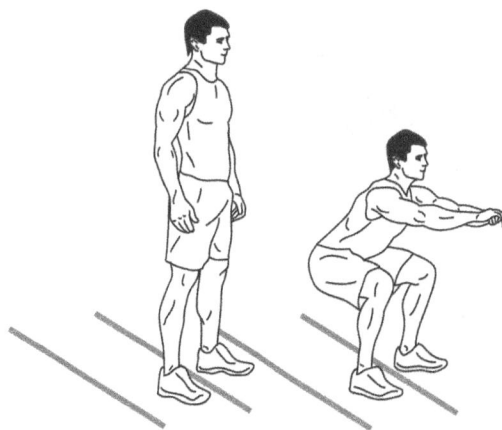

20 приседов с перемещением

21 КАМЕНЬ

Сила - это не только размер мышц, она зависит от плотности мышц, от типа мышечных волокон, которые у вас есть, состава каждого пучка мышц и их способности работать в условиях физической нагрузки. Эта тренировка на самом деле создает некоторое физическое напряжение. Так что, выполнив ее, вы точно почувствуете себя крепким, как скала.

ЦЕЛЬ: СИЛА & ТОНУС

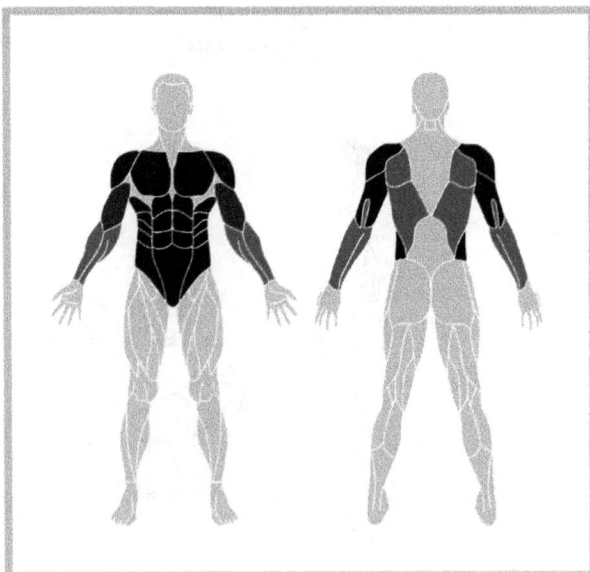

КАМЕНЬ

ТРЕНИРОВКА ОТ DAREBEE © darebee.com

УРОВЕНЬ I 3 подхода **УРОВЕНЬ II** 5 подходов **УРОВЕНЬ III** 7 подходов **ОТДЫХ** до 2 мин

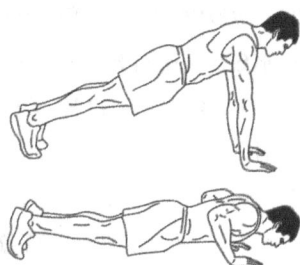

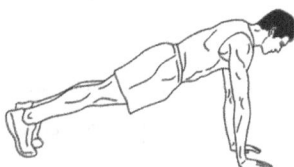

4 отжимания   **считая до 10** планка   **4** отжимания

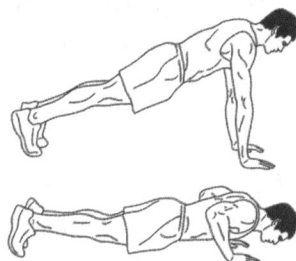

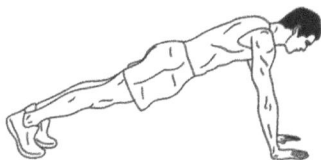

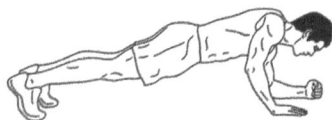

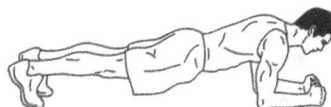

4 планки с переходом из верхнего в нижнее положение

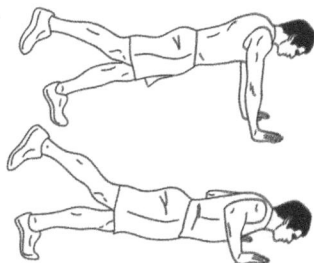

4 отжимания с поднятой ногой   **10** касаний плеча   **10** касаний бедра

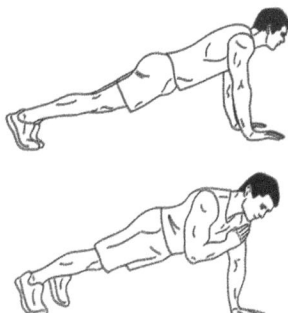

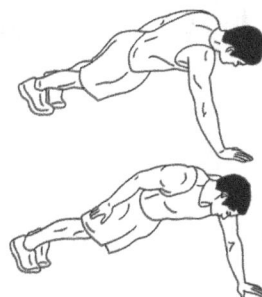

22 БОКСЕР

У боксеров необыкновенно быстрые руки, невероятная выносливость, сосредоточенность, сила, настойчивость, способность расставлять приоритеты в ощущении боли и отличное пространственное восприятие. Все это теперь может быть вашим, если вы воспользуетесь этой тренировкой, чтобы переделать свое тело и изменить свой дух. Кроме того, когда вы в следующий раз услышите саундтрек Рокки, вы сможете заслуженно вскинуть руки к небу и побегать на месте (да ладно, вы знаете, что вы этого хотите).

ЦЕЛЬ: СИЛА & ТОНУС

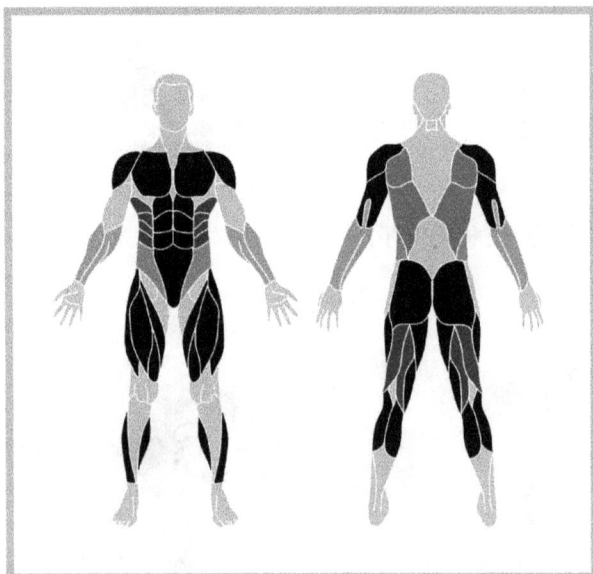

БОКСЕР

ТРЕНИРОВКА ОТ DAREBEE © darebee.com

5 подходов, до 2 мин отдыха между раундами

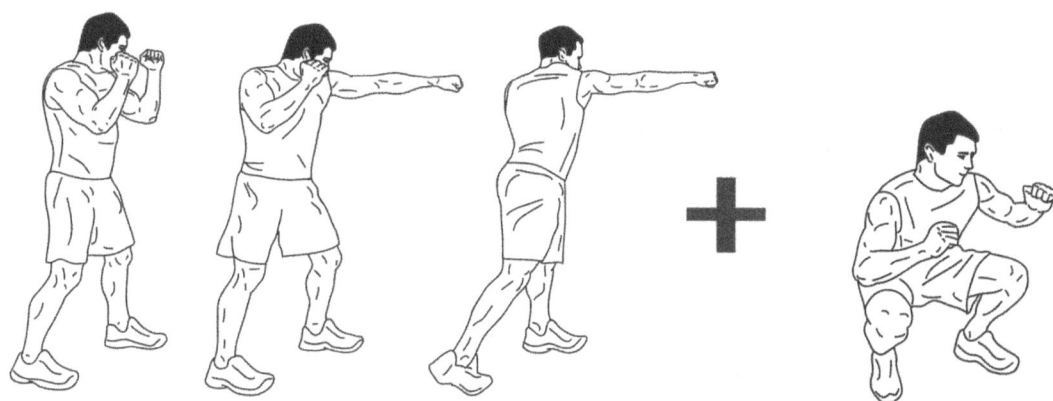

5 минут бой с тенью   каждые **30 сек** двойной присед

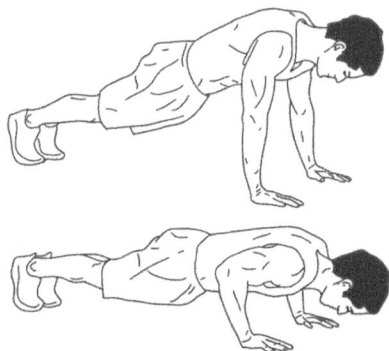

отжимания
уровень I 5 раз
уровень II 10 раз
уровень III 15 раз

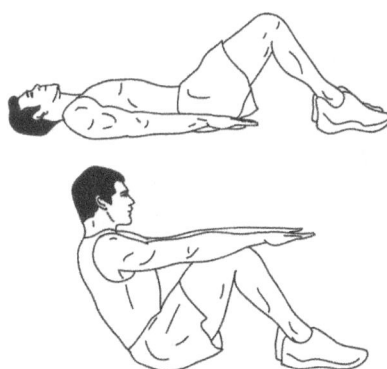

подъемы корпуса
уровень I 5 раз
уровень II 10 раз
уровень III 15 раз

23 БОКСЕР ВИИТ

Боксеры обладают феноменальной скоростью конечностей, силой рук и выносливостью. Они могут концентрировать огромные силы в местах, где они наносят удар, и легко входят в число самых грозных невооруженных бойцов. Тренировка Боксер ВИИТ сочетает в себе некоторые из любимых приемов бокса с планом интервальных тренировок высокой интенсивности (ВИИТ), которые заставят ваше тело работать на пределе возможностей.

ЦЕЛЬ: СЖИГАНИЕ ЖИРА, ВИИТ

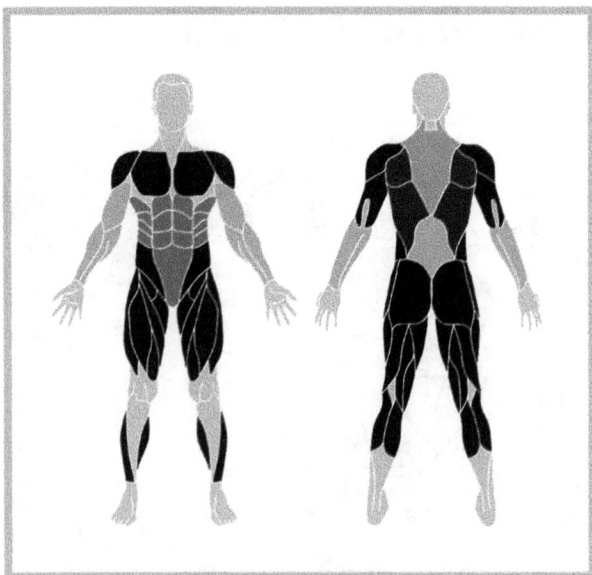

БОКСЕР ВИИТ

DAREBEE ВИИТ ТРЕНИРОВКА © darebee.com

Уровень I 3 подхода **Уровень II** 5 подходов **Уровень III** 7 подходов | 2 мин отдых

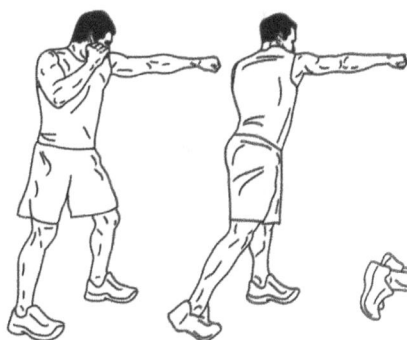

20сек джеб + кросс   **20сек** отжимание + джеб + кросс

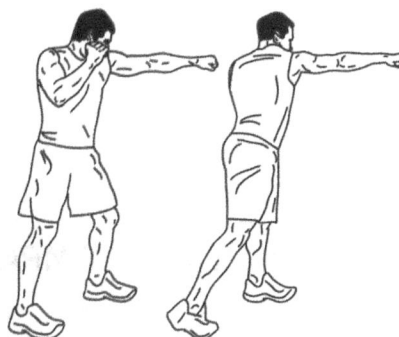

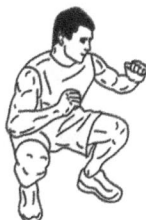

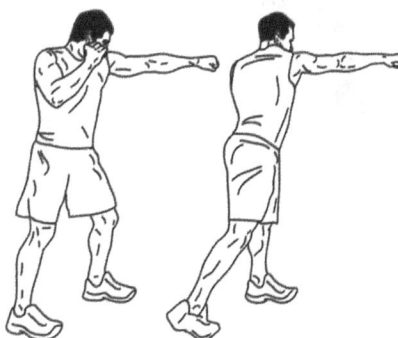

20сек присед + джеб + кросс

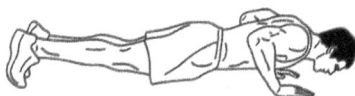

24 БЫСТРОЕ РАЗВИТИЕ

Бывают дни, когда все, что вы хотите сделать - это очистить свой разум, а затем «опустошить» свое тело в простой физической нагрузке. Что ж, не ищите ничего, кроме этой тренировки. На первый взгляд, она может показаться вам не очень сложной, но вскоре вы обнаружите, что нажимаете на все нужные кнопки.

ЦЕЛЬ: СЖИГАНИЕ ЖИРА

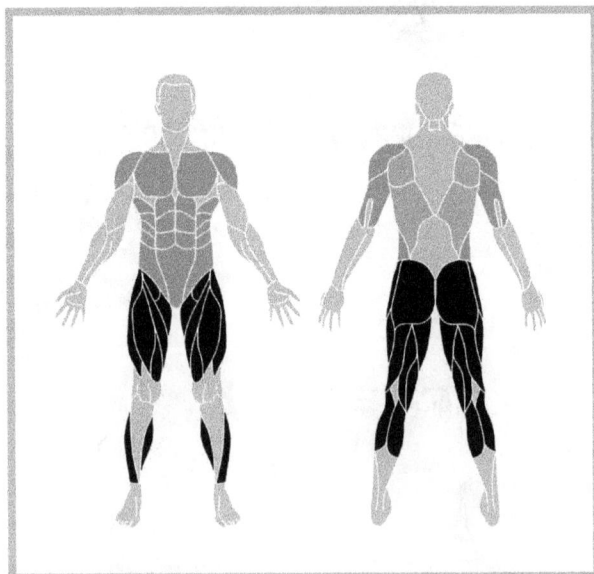

БЫСТРОЕ РАЗВИТИЕ

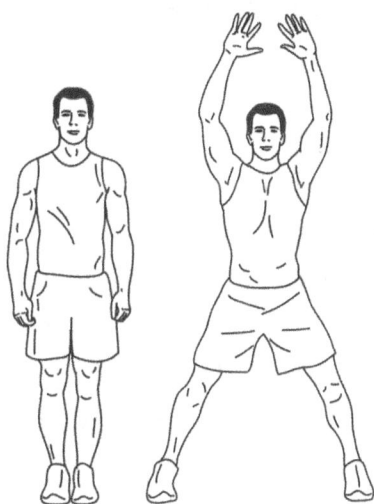

ТРЕНИРОВКА
ОТ DAREBEE
© darebee.com

УРОВЕНЬ I 3 подхода
УРОВЕНЬ II 5 подходов
УРОВЕНЬ III 7 подходов
до **2** минут отдыха
между подходами

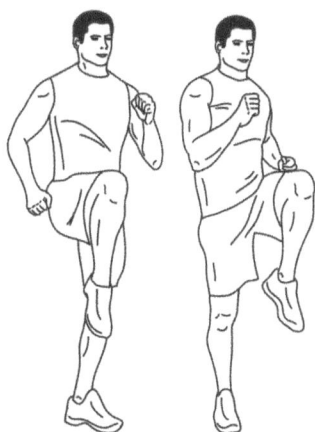

4 прыжка "ноги вместе, ноги врозь"

4 высоких подъема колена

2 прыжка из стороны в сторону

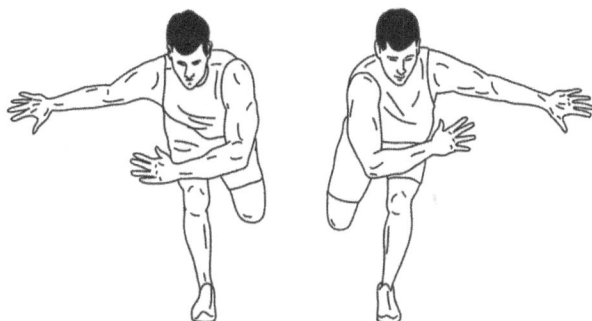

8 прыжков "ноги вместе, ноги врозь"

8 высоких подъемов колена

2 прыжка из стороны в сторону

10 прыжков "ноги вместе, ноги врозь"

10 высоких подъемов колена

2 прыжка из стороны в сторону

25 КАРДИО & КОР

В основе любого отличного спортивного результата лежит сильный кор и хорошее состояние сердечно-сосудистой системы. В то время, как аэробная производительность определяет, сколько кислорода при каждом вдохе, который вы делаете, действительно поглощается легкими и передается в кровоток для доставки к органам, которые в нем нуждаются, состояние сердечно-сосудистой системы - это способность сердца и легких обеспечивать достаточно быструю циркуляцию всей крови в организме, чтобы доставить кислород к органам и тканям, которые в нем больше всего нуждаются. Тренировка Кардио & Кор - это испытание вашего тела и проверка сердечно-сосудистой системы. Все, что вам нужно сейчас сделать, это обеспечить отличные спортивные результаты.

ЦЕЛЬ: СЖИГАНИЕ ЖИРА

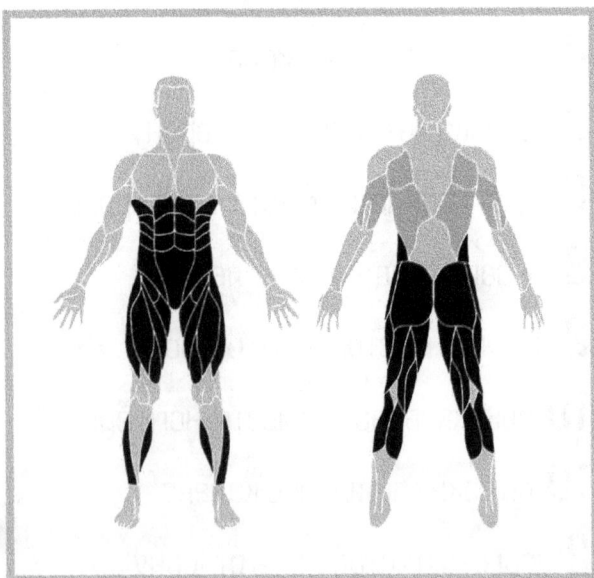

Кардио & Кор

ТРЕНИРОВКА ОТ DAREBEE © darebee.com

УРОВЕНЬ I 3 подхода **УРОВЕНЬ II** 5 подходов **УРОВЕНЬ III** 7 подходов **ОТДЫХ** до 2 мин

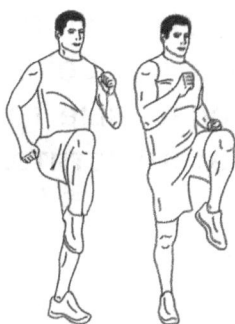

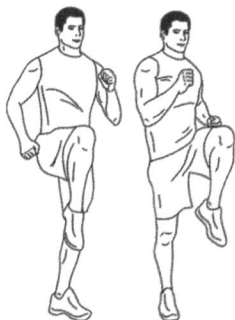

20 высоких подъемов колена

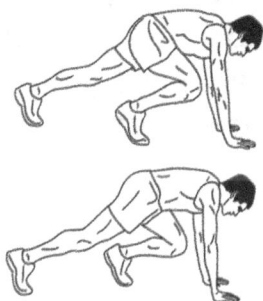

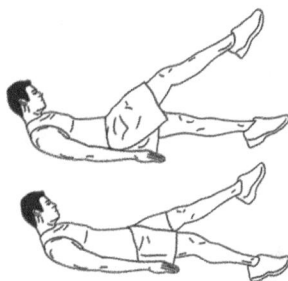

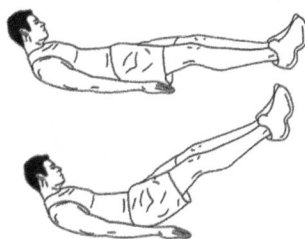

10 "скалолазов"

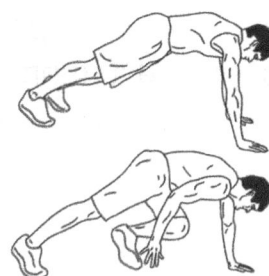

2 "скалолаза" с касанием ступни

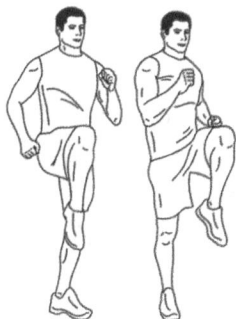

20 высоких подъемов колена

10 махов ногами

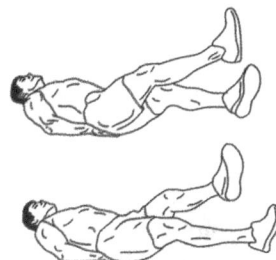

2 "ножниц"

20 высоких подъемов колена

10 подъемов ног

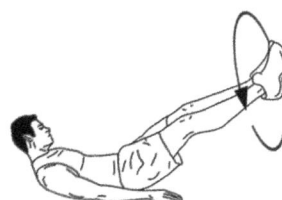

2 круга ногами

26 ДОЛОТО

Чтобы добиться точеного телосложения, требуется терпение, настойчивость и умение трудиться над этим день за днем. Долото - это, конечно же, та тренировка, которая поможет вам в этом. Сочетание аэробных и силовых упражнений задействует все основные группы мышц, так что ваше тело будет меняться так, как вы этого хотите.

ЦЕЛЬ: СЖИГАНИЕ ЖИРА

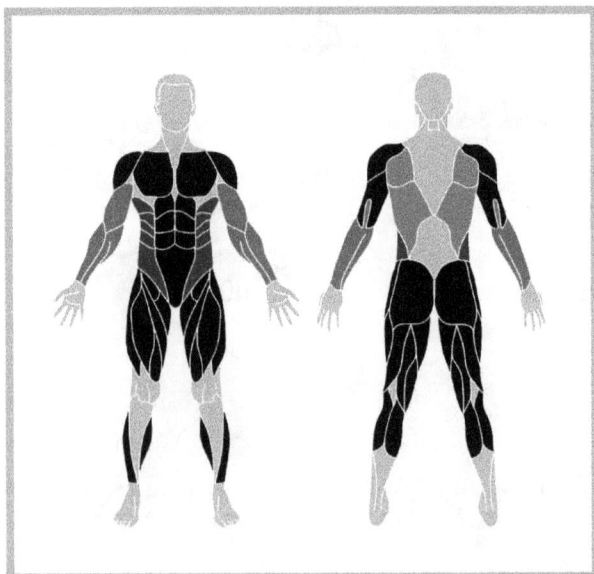

ДОЛОТО

ТРЕНИРОВКА ОТ DAREBEE © darebee.com

УРОВЕНЬ I 3 подхода **УРОВЕНЬ II** 5 подходов **УРОВЕНЬ III** 7 подходов **ОТДЫХ** до 2 мин

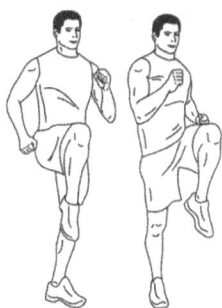

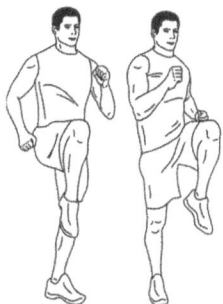

20 высоких подъемов колена

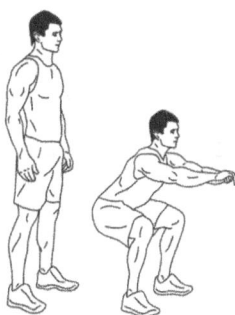

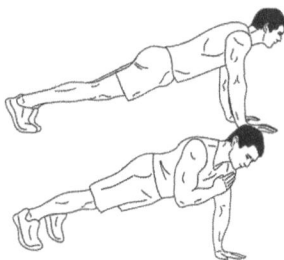

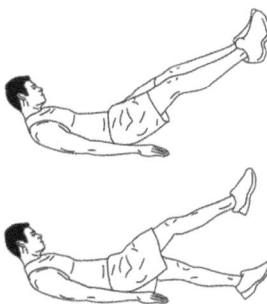

10 приседаний

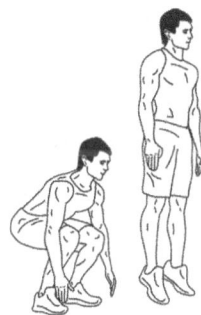

2 приседа с прыжком

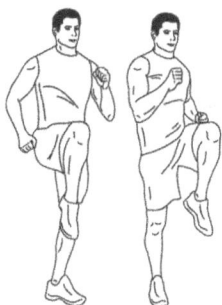

20 высоких подъемов колена

10 касаний плеча

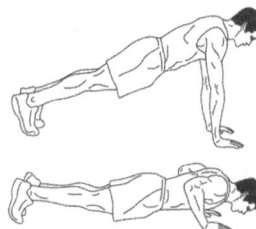

2 отжимания

20 высоких подъемов колена

10 махов ногами

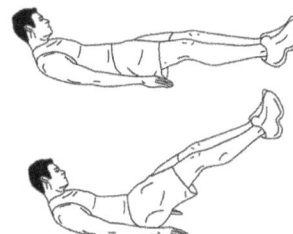

2 подъема ног

27 БЛИЗКИЙ КОНТАКТ

Когда обстоятельства складываются так, что хочется просто послать все подальше, и ваше тело - единственное, что поддерживает вас «на ходу». Тренировка Близкий Контакт превращает вас в живую, дышащую боевую машину. Движения здесь оптимизированы биомеханически. Это тренировка, которая развивает силу, скорость, мощь, ловкость, координацию и контроль. Не совсем идеальная тренировка, но чертовски близка к тому.

ЦЕЛЬ: СЖИГАНИЕ ЖИРА

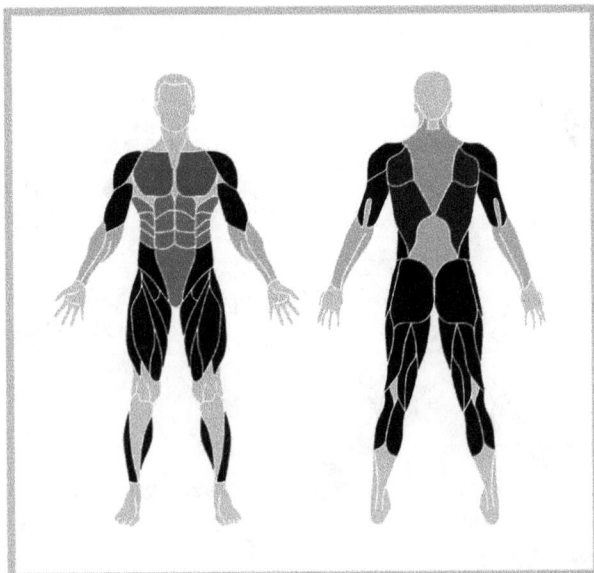

Близкий Контакт

ТРЕНИРОВКА ОТ DAREBEE © darebee.com

УРОВЕНЬ I 3 подхода **УРОВЕНЬ II** 5 подходов **УРОВЕНЬ III** 7 подходов **ОТДЫХ** до 2 мин

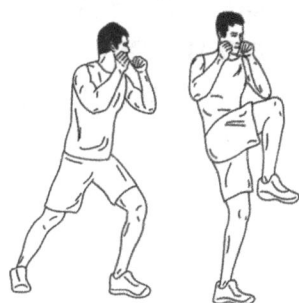

20 ударов коленом

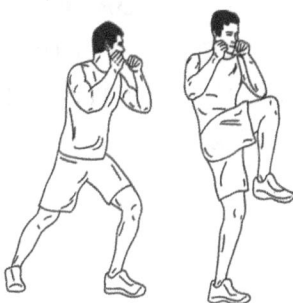

20 комбо удар коленом + удар локтем

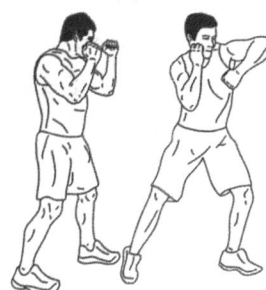

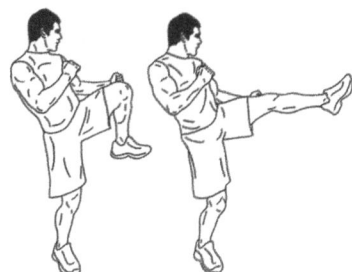

20 прямых ударов ногой

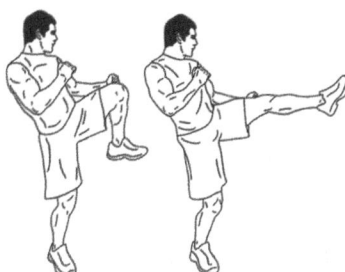

20 комбо прямой удар + удар тыльной стороной кулака

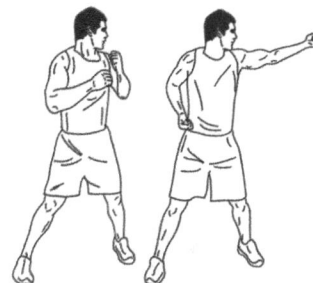

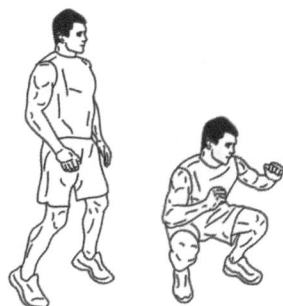

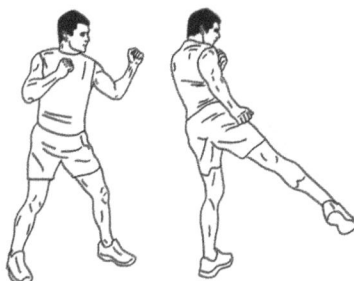

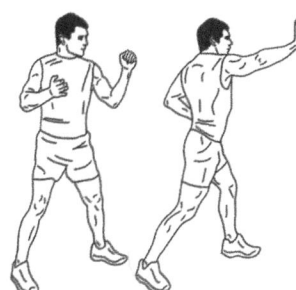

20 комбо подскок + присед + низкий боковой удар с поворотом + удар ладонью

28 КОД ПРЕССА

Сильный пресс - это не только двигатель, который приводит в движение ваше тело, и не просто броня, которая защищает некоторые из ваших жизненно важных органов. Мышцы пресса также являются опорой для позвоночника. Короче говоря, они действительно важны. Вот почему они вам нужны. Кроме того, они помогают вам выглядеть круто, когда вы снимаете рубашку.

ЦЕЛЬ: ПРЕСС

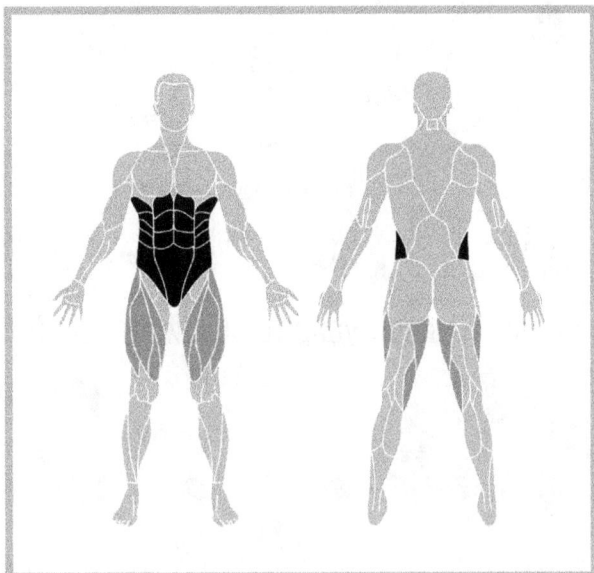

КОД ПРЕССА

ТРЕНИРОВКА ОТ DAREBEE © darebee.com

УРОВЕНЬ I 3 подхода **УРОВЕНЬ II** 4 подхода **УРОВЕНЬ III** 5 подходов **ОТДЫХ** до 2 мин

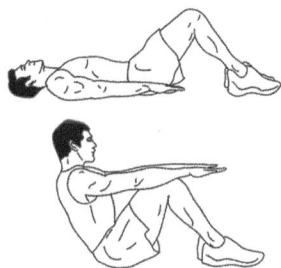

10 подъёмов корпуса

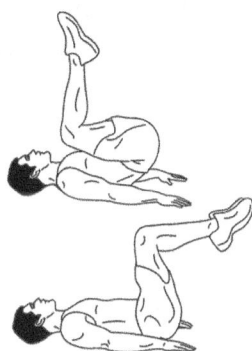

10 обратных скручиваний

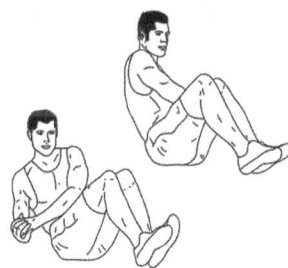

10 поворотов торса
"русский твист"

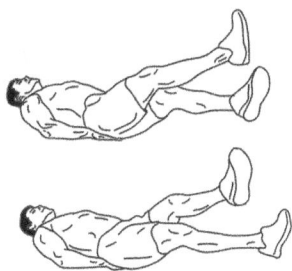

8 "ножниц"

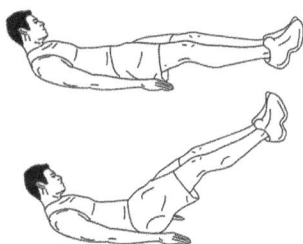

8 подъёмов ног

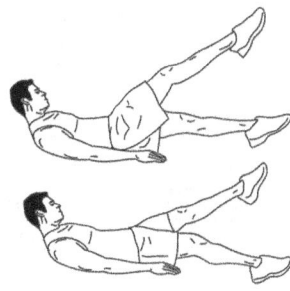

10 махов ногами

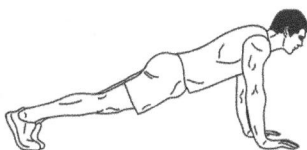

считая до 10 планка

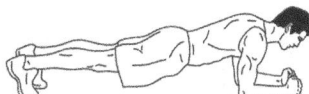

считая до 10 планка
на локтях

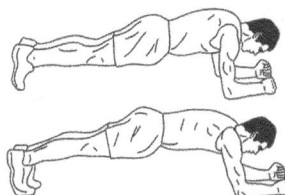

8 планок "пила"

29 КОДЕКС

Кодекс - это комплекс, который берет традиционный набор упражнений и дает ему дополнительный импульс, заставляя ваши мышцы работать незнакомым образом, тем самым превращая его в настоящее испытание.

ЦЕЛЬ: СЖИГАНИЕ ЖИРА

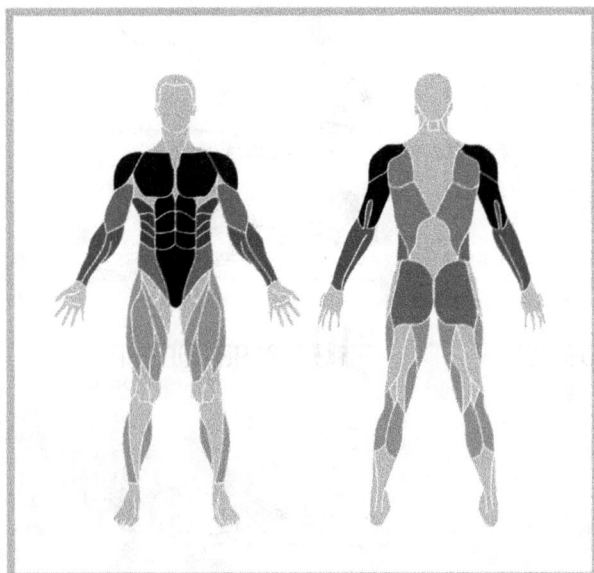

КОДЕКС

ТРЕНИРОВКА ОТ DAREBEE © darebee.com

УРОВЕНЬ I 3 подхода **УРОВЕНЬ II** 5 подходов **УРОВЕНЬ III** 7 подходов **ОТДЫХ** до 2 мин

выполнять не отрывая рук от пола

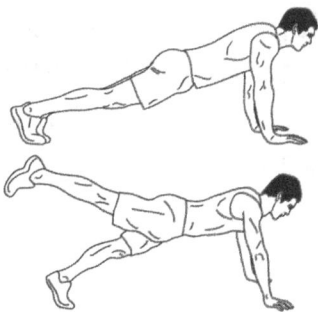

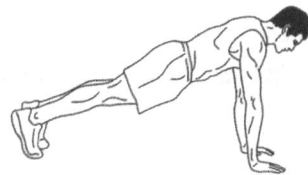

10 подъемов ног в планке   **4** отжимания   **СЧИТАЯ ДО 10** планка

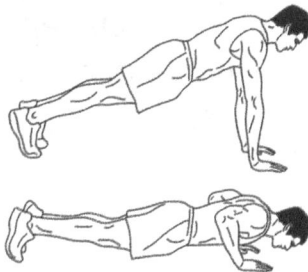

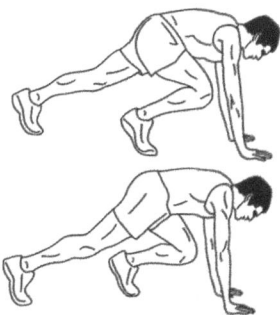

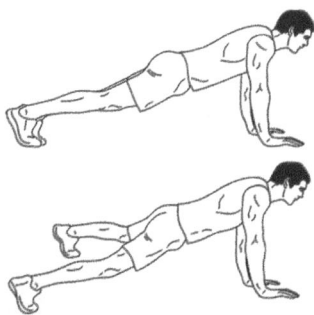

10 "скалолазов"   **4** прыжка "ноги вместе, ноги врозь" в планке   **4** впрыгивания в планке

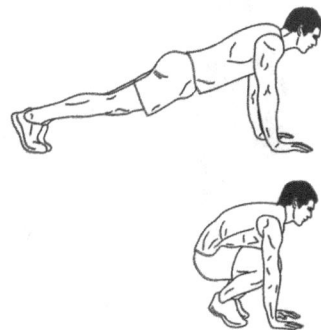

30 КОФЕ-БРЕЙК

Кофе-брейк - это всегда здорово, особенно если ваш день начинается с него, что, в свою очередь, еще не делает его перерывом, но, безусловно, кофе в нем фигурирует. Добавьте немного движения, добавьте необходимости в равновесии, и вы получите тренировку, из которой сделаны легенды Кунг-Фу. Наполните свою чашку почти до краев, и вы уже попадаете в зону Джедаев. Тренировка Кофе-Брейк, на первый взгляд, может показаться не такой сложной, но попробуйте сделать ее с чашкой, наполненной почти до краев, и вы обнаружите, что требуется невероятный контроль над мышцами, чтобы ничего не пролилось. Именно такой баланс и контроль, которые позволяют двигаться с уверенностью пантеры и скоростью змеи. А теперь идите и принесите чашку кофе!

ЦЕЛЬ: СЖИГАНИЕ ЖИРА

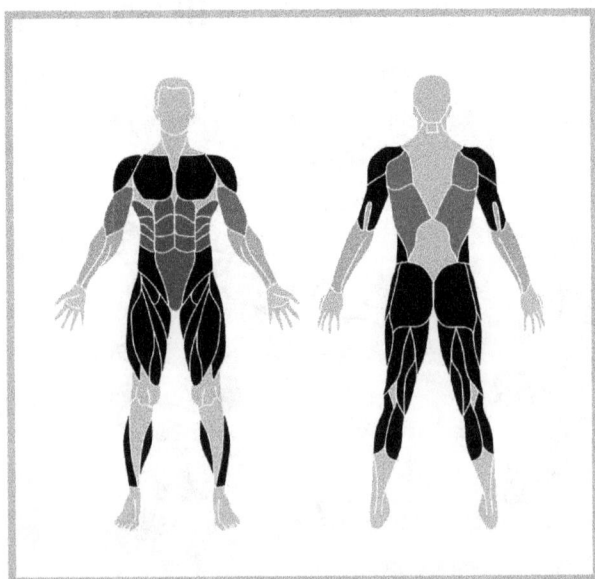

Кофе-Брейк

ТРЕНИРОВКА ОТ DAREBEE © darebee.com

3 подхода | до двух минут отдыха между подходами

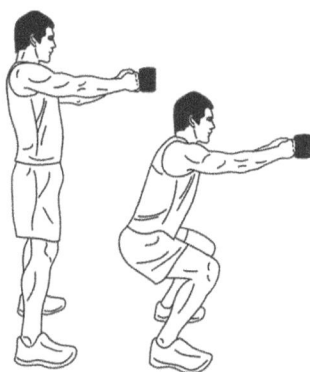

4 приседания

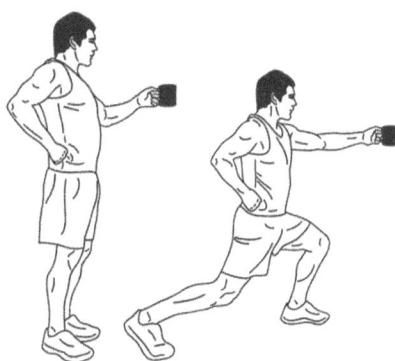

4 выпада

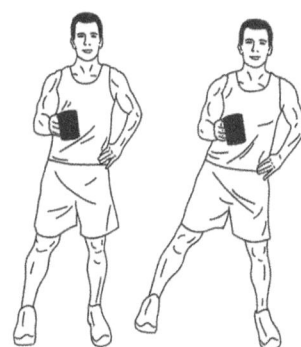

10 махов ноги в сторону

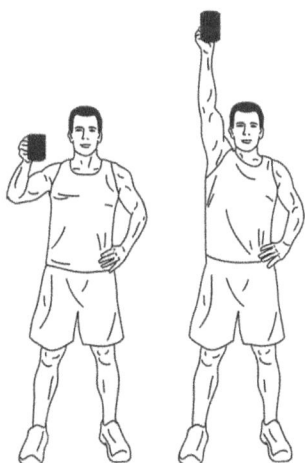

10 подъемов кружки

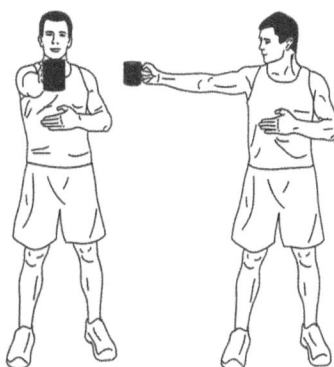

10 поворотов руки

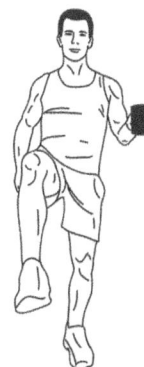

считая до 10 удержание

31 БОЕВАЯ СИЛА

Превратите свое тело в опору силы, способную на все с помощью тренировки Боевая Сила. Как следует из названия, цель состоит в том, чтобы бросить вызов основным группам мышц, наращивая силу и скорость, которые вам необходимы в гипотетическом сценарии боя, в котором все, что у вас есть - это ваше тело и острый, как бритва, разум, который им управляет.

ЦЕЛЬ: СИЛА & ТОНУС

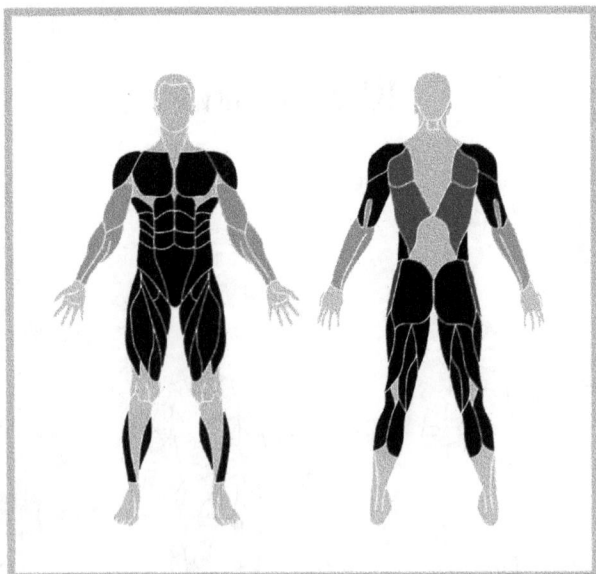

БОЕВАЯ СИЛА

ТРЕНИРОВКА ОТ DAREBEE
© darebee.com

Уровень I 3 подхода
Уровень II 5 подходов
Уровень III 7 подходов

2 минуты отдыха

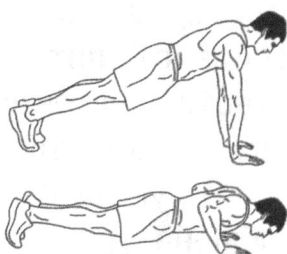

10 отжиманий

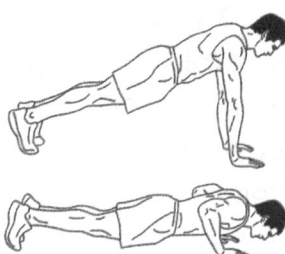

10 комбо отжимание + джеб + кросс

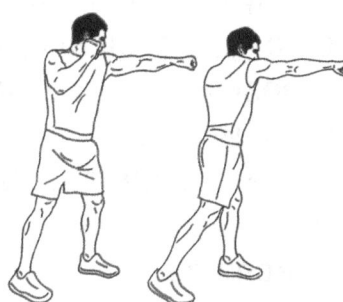

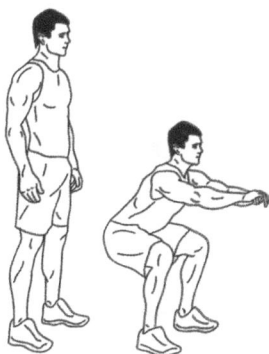

10 приседаний

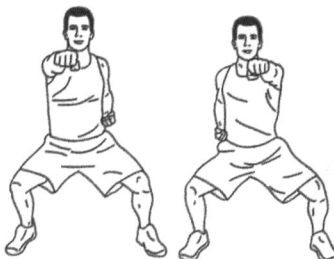

20 прямых ударов из приседа

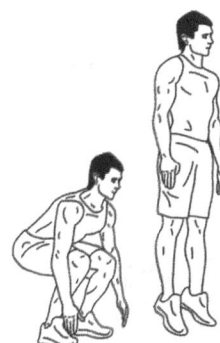

2 приседа с прыжком

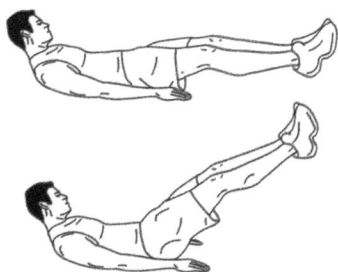

2 подъема ног

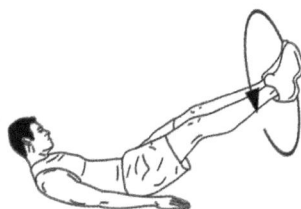

10 кругов ногами

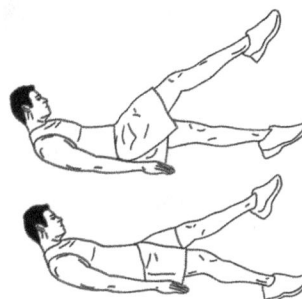

10 махов ногами

32 ПРЕТЕНДЕНТ

Одна из самых сложных вещей, которую вы можете сделать, - это выйти на ринг и пройти несколько раундов. Помимо неизбежного обмена ударами, вы доводите все свое тело до предела, не имея при этом возможности расслабиться, несмотря на то, как сильно болят ваши мышцы или горят легкие. В качестве физического теста, Претендент проводит вас через одно упражнение за другим, медленно нагружая каждую группу мышц, а затем предлагает вам выполнять упражнения, даже если вы чувствуете сильную усталость. Что ж, обмена ударами не происходит, но старайтесь сильнее и почувствуйте вкус победы.

ЦЕЛЬ: СИЛА & ТОНУС

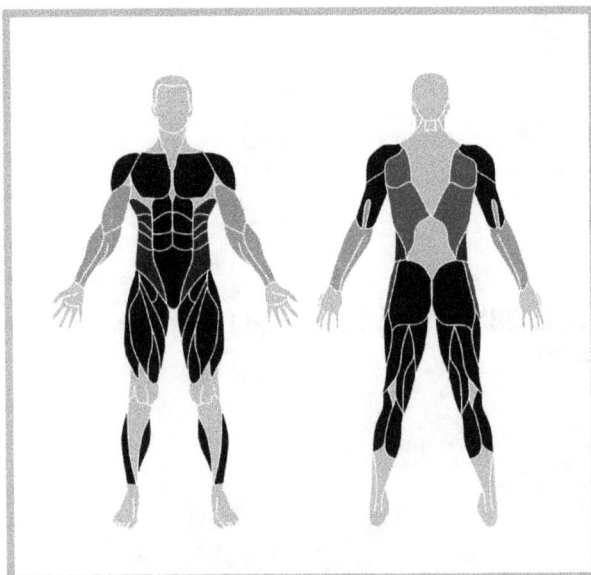

ПРЕТЕНДЕНТ

УРОВЕНЬ I 3 подхода **УРОВЕНЬ II** 5 подходов **УРОВЕНЬ III** 7 подходов **ОТДЫХ** до 2 мин

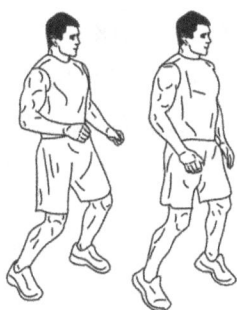

20 подскоков

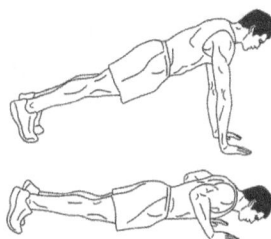

2 отжимания

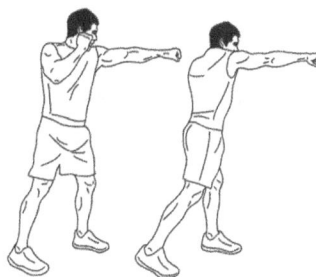

20 ударов кулаком

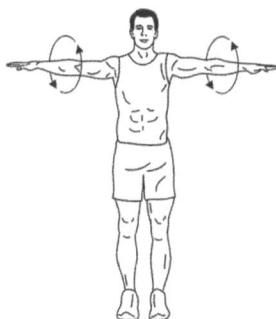

20 кругов руками

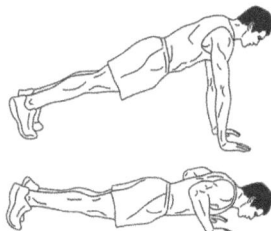

2 отжимания

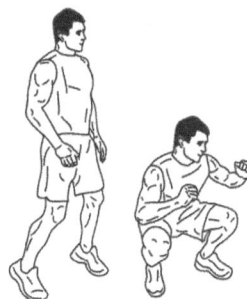

2 приседания

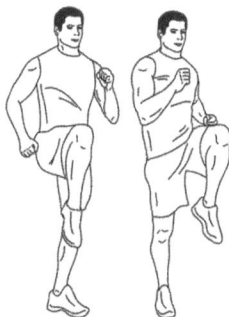

20 высоких подъемов ног

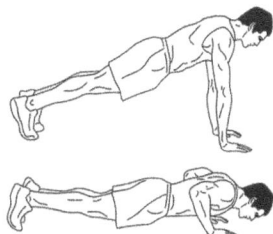

2 отжимания

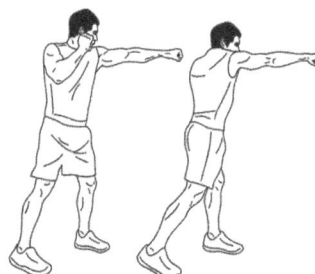

20 ударов кулаком

33 КОР-КОННЕКТ

Получить крепкий кор непросто. Связанные с ним мышцы помогают производить более функциональные движения и предотвращают травмы. Кор активен как в статических, так и в динамических движениях, поскольку он задействует скелетную структуру и позволяет ей адаптироваться к воздействующим на нее силам. Тренировка Кор-Коннект помогает укрепить мышцы кора и изменить вашу манеру делать... всё.

ЦЕЛЬ: ПРЕСС & КОР

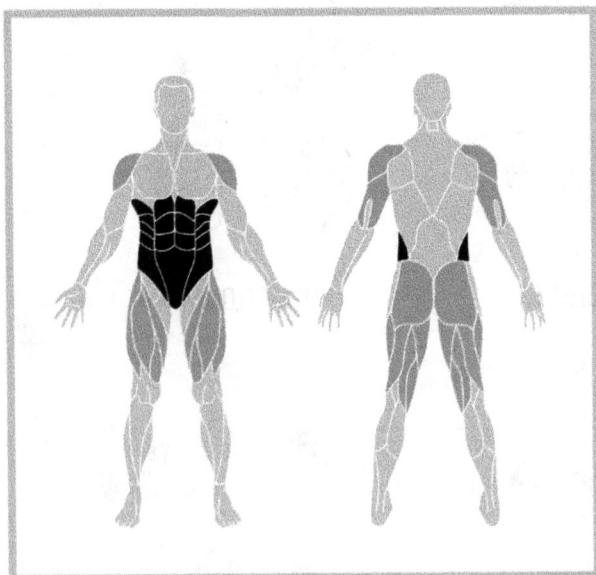

Кор-Коннект

ТРЕНИРОВКА ОТ DAREBEE © darebee.com

УРОВЕНЬ I 3 подхода **УРОВЕНЬ II** 4 подхода **УРОВЕНЬ III** 5 подходов **ОТДЫХ** до 2 мин
10 повторений для каждого упражнения

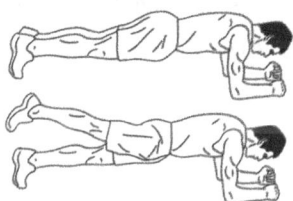

4 подъёма ноги

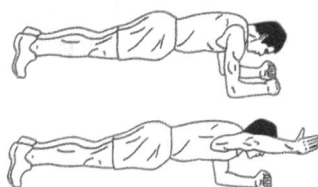

10 подъёмов руки

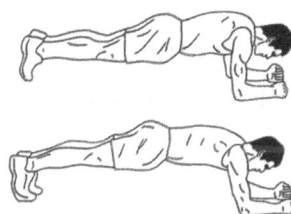

4 планки "пила"

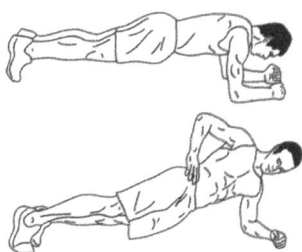

4 поворота в планке

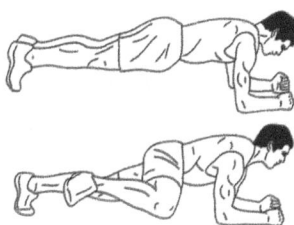

10 сгибаний ног в сторону

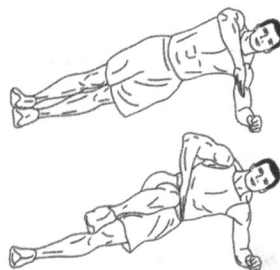

4 касаниия колена в боковой планке

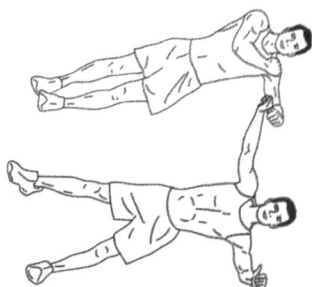

4 боковых планки "звезда"

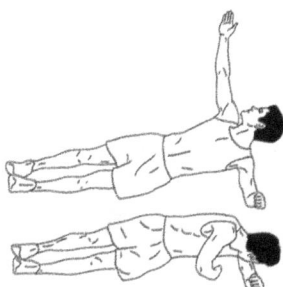

10 поворотов из боковой планки

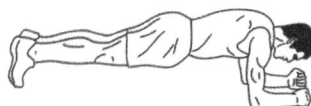

сколько можете планка на локтях

34 ГОРНИЛО

Те, кто играл в Destiny один или два раза, знают, что Горнило - это место, куда Стражи отправляются, чтобы проверить свои навыки и укрепить свою репутацию. Это Горнило немного отличается: во время тренировки вы не получите никаких навыков или брони, но ваша репутация вполне может быть закреплена.

ЦЕЛЬ: СИЛА & ТОНУС

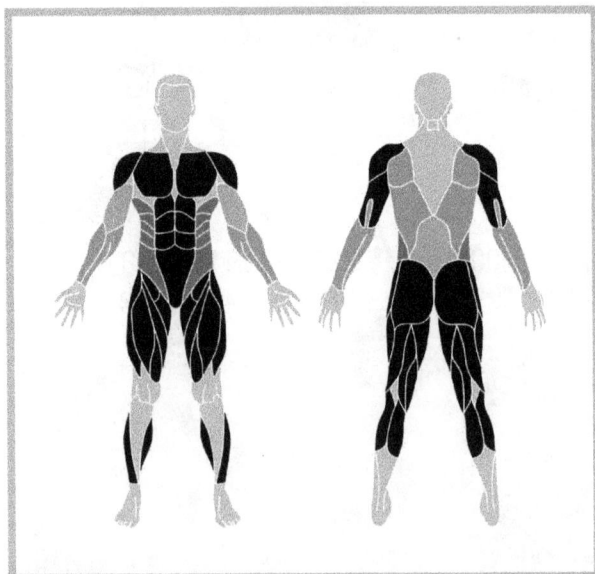

ГОРНИЛО

ТРЕНИРОВКА ОТ DAREBEE © darebee.com

УРОВЕНЬ I 3 подхода **УРОВЕНЬ II** 5 подходов **УРОВЕНЬ III** 7 подходов **ОТДЫХ** до 2 мин

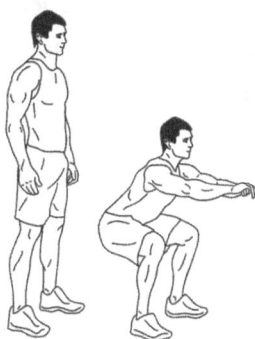

5 приседаний   **5** подъёмов корпуса   **5** приседаний

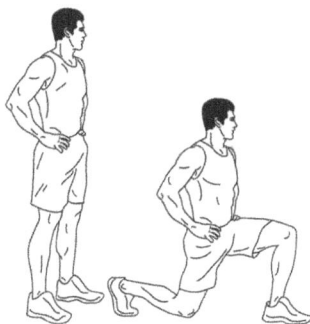

5 выпадов (левая нога)   **5** подъёмов корпуса   **5** выпадов (правая нога)

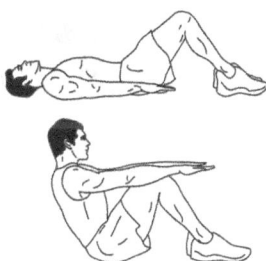

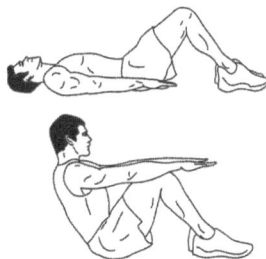

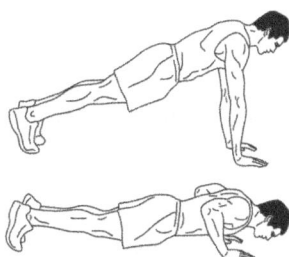

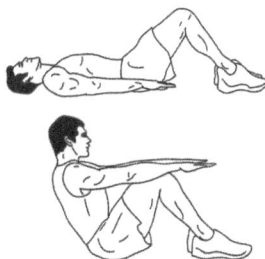

5 отжиманий   **5** подъёмов корпуса   **5** отжиманий

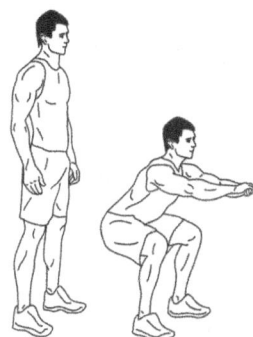

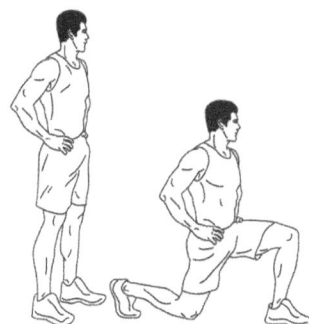

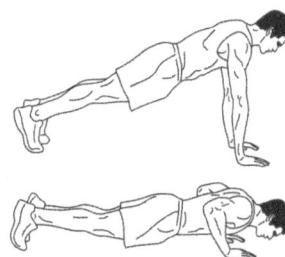

ЕЖЕДНЕВНЫЙ РАСХОД

В те прекрасные, исключительные дни, когда вы вскакиваете с постели с песней в сердце и страстным желанием покорить какую-нибудь вершину, вы знаете, что с помощью физических тренировок вы «куете свое тело в огне своей воли». В другие дни вам нужно стиснуть зубы и выполнять тренировку, которая просто работает на вас. Ну вот, эта - для этих, обычных дней.

ЦЕЛЬ: СЖИГАНИЕ ЖИРА

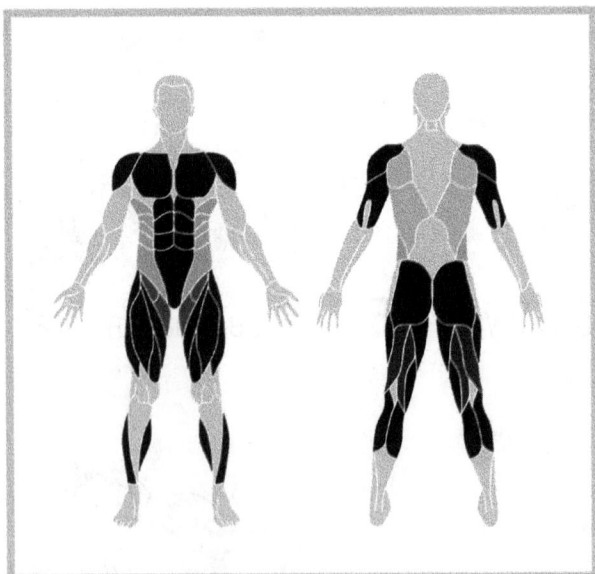

ЕЖЕДНЕВНЫЙ РАСХОД

ТРЕНИРОВКА ОТ DAREBEE © darebee.com

3 подхода | до 2 минут отдыха между подходами

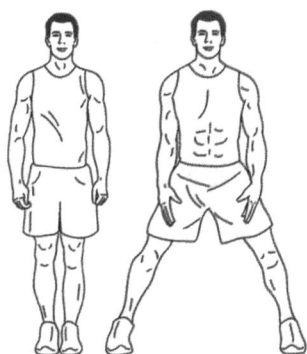

10 прыжков "ноги вместе, ноги врозь" стоя

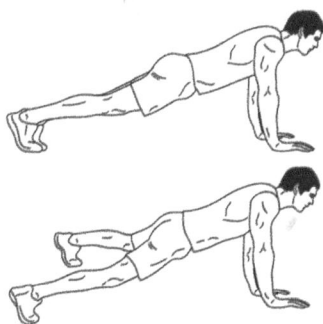

4 прыжка "ноги вместе, ноги врозь" в планке

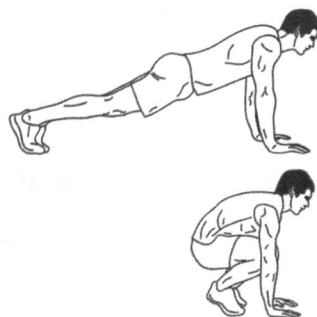

4 впрыгивания в планке

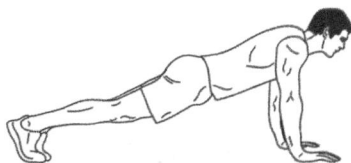

считая до 10 планка

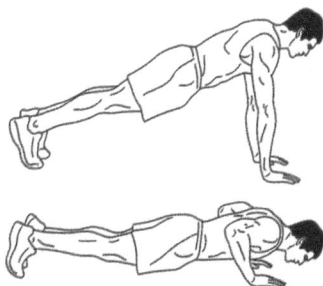

4 отжимания

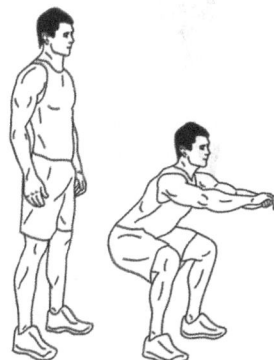

10 приседаний

ЕЖЕДНЕВНАЯ

Это идеальная тренировка для тех дней, когда вы не знаете, что делать, но знаете, что вам действительно нужно что-то делать, чтоб потренироваться. Используйте ее как наполнитель, рутину, как тренировку, когда вам больше нечем зажечь. При десяти повторениях в упражнении действительно нет оправдания, чтобы не делать их.

ЦЕЛЬ: СЖИГАНИЕ ЖИРА

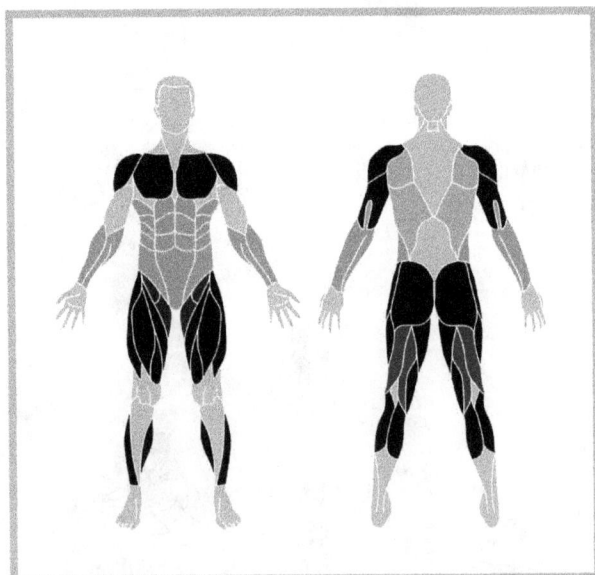

Ежедневная

ТРЕНИРОВКА ОТ DAREBEE © darebee.com

3 подхода | до 2 минут отдыха между подходами

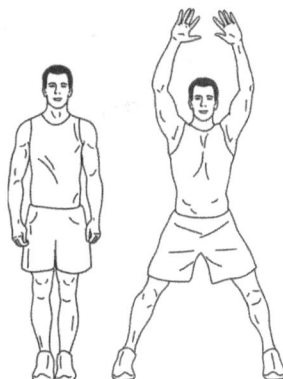

10 прыжков "ноги вместе, ноги врозь"

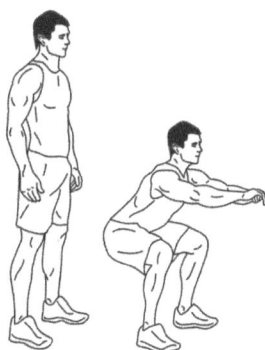

2 приседания

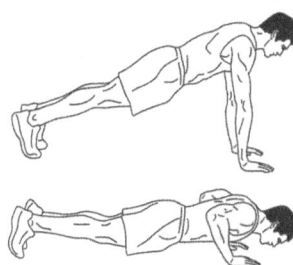

2 отжимания

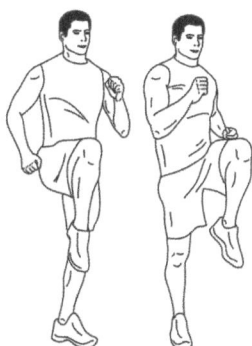

10 высоких подъёмов колена

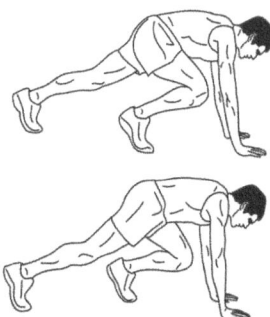

10 "скалолазов"

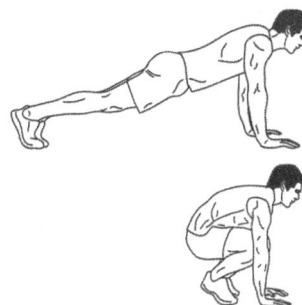

2 впрыгивания в планке

37 РЫВОК

Для увеличения скорости необходимо заставить мышцы претерпеть несколько адаптивных изменений. Чтобы стать молниеносным, нужно проделать работу, состоящую из двух частей: первая требует развития самой мышечной структуры, увеличения количества нейронов и развития быстро сокращающихся волокон. Вторая часть требует укрепления всех поддерживающих групп мышц и сухожилий, которые помогают основным группам мышц работать. Тренировка Рывок разработана, чтобы помочь вам развить и то, и другое. Каждое упражнение выполняется на полной скорости.

ЦЕЛЬ: СЖИГАНИЕ ЖИРА

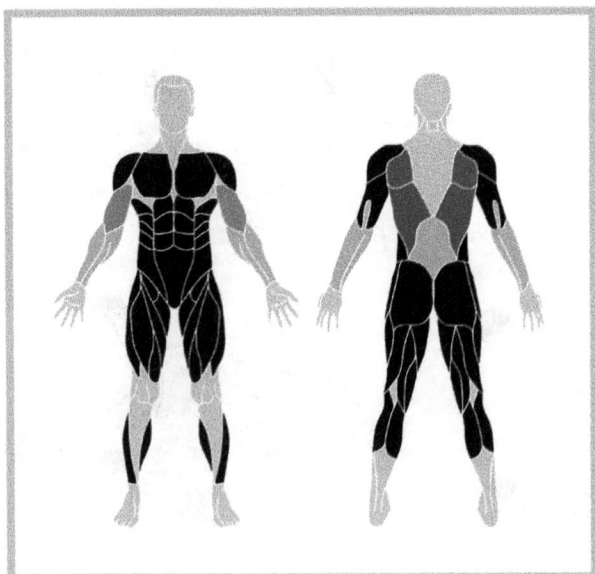

РЫВОК

ТРЕНИРОВКА ОТ DAREBEE © darebee.com

УРОВЕНЬ I 3 подхода **УРОВЕНЬ II** 5 подходов **УРОВЕНЬ III** 7 подходов **ОТДЫХ** до 2 мин

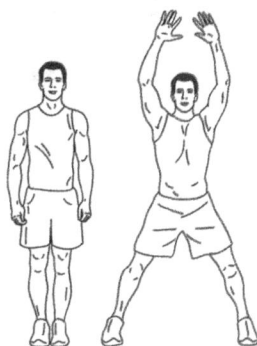

10 прыжков "ноги вместе, ноги врозь"

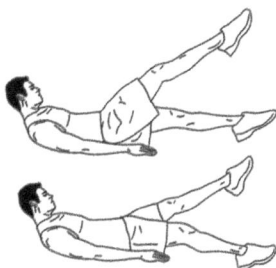

10 махов ногами

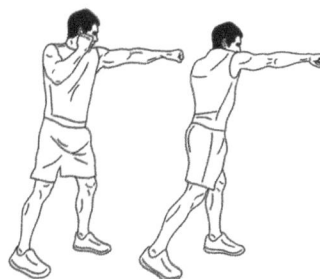

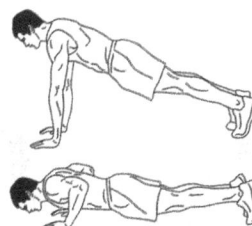

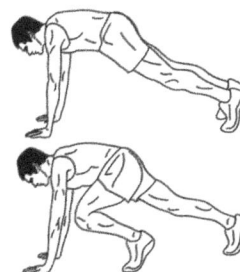

20 ударов кулаком

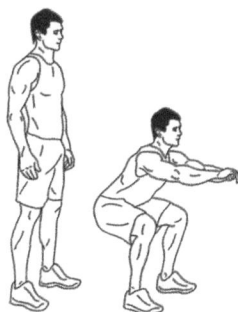

10 приседаний

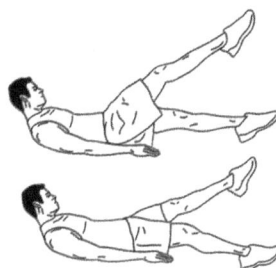

10 махов ногами

5 отжиманий

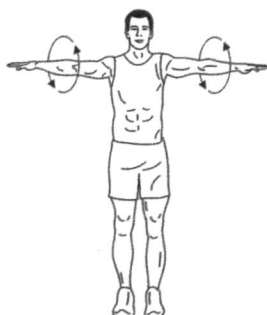

20 кругов руками

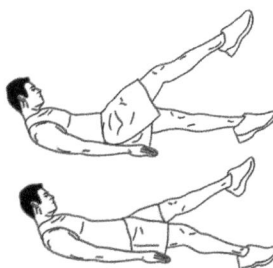

10 махов ногами

20 "скалолазов"

38 ДНК: ПЕРЕПИСАТЬ

Что, если бы вы могли превратиться в человека, которым вы хотите быть? Как бы вы переписали свою ДНК? Это тренировка, которая поможет вам изучить возможности, лежащие в пределах ваших способностей.

ЦЕЛЬ: СЖИГАНИЕ ЖИРА

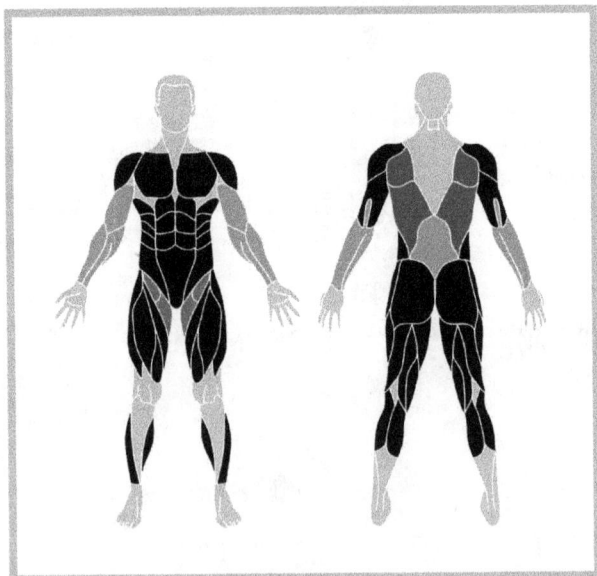

ДНК

ПЕРЕПИСАТЬ

ТРЕНИРОВКА ОТ DAREBEE
© darebee.com

УРОВЕНЬ I 3 подхода
УРОВЕНЬ II 5 подходов
УРОВЕНЬ III 7 подходов
ОТДЫХ до 2 мин

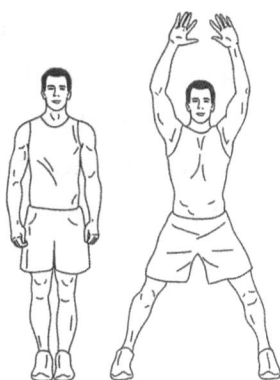

10 прыжков "ноги вместе, ноги врозь"

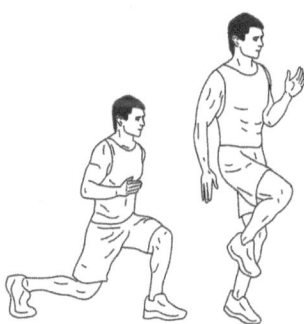

10 выпадов с подъёмом колена

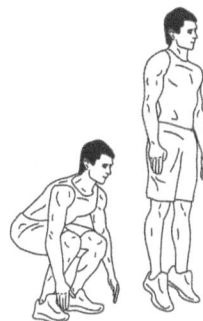

2 приседа с прыжком

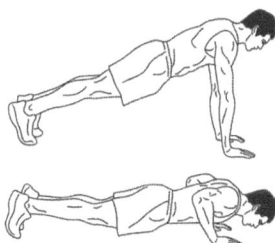

2 отжимания

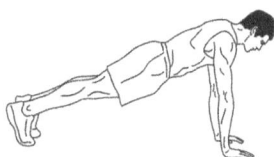

СЧИТАЯ ДО 10 планка

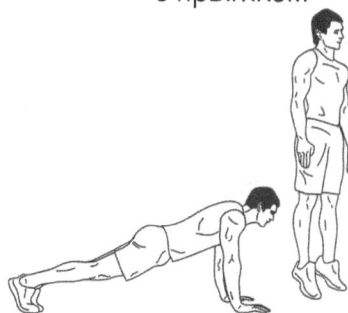

2 базовых бёрпи с прыжком

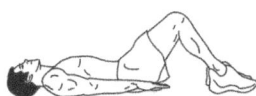

10 подъёмов корпуса

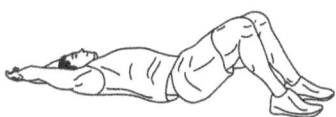

10 мостиков

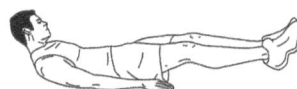

2 подъёма ног

39 РУКИ ВВЕРХ

У вас две руки, что означает, что вы испытаете вдвое больше радости, поскольку тренировка Руки Вверх использует быстрое движение рук, чтобы также бросить вызов кору и прессу, и даже вашим ягодицам, квадрицепсу и подколенным сухожилиям. Самое удивительное в соединенном теле то, что верхняя часть тела поддерживает нижнюю часть, поэтому сильные руки помогают вам бегать быстрее и дальше, а нижняя часть тела поддерживает верхнюю, так что сильные ноги помогают вам бить сильнее.

ЦЕЛЬ: СЖИГАНИЕ ЖИРА

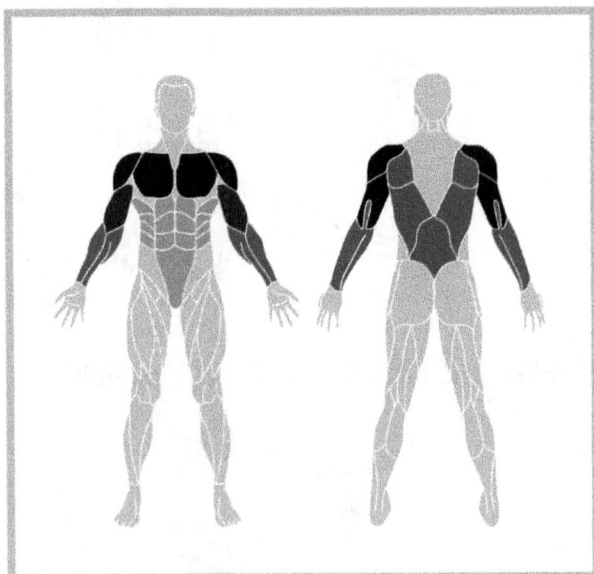

Руки Вверх

ТРЕНИРОВКА ОТ DAREBEE © darebee.com

УРОВЕНЬ I 3 подхода **УРОВЕНЬ II** 5 подходов **УРОВЕНЬ III** 7 подходов **ОТДЫХ** до 2 мин

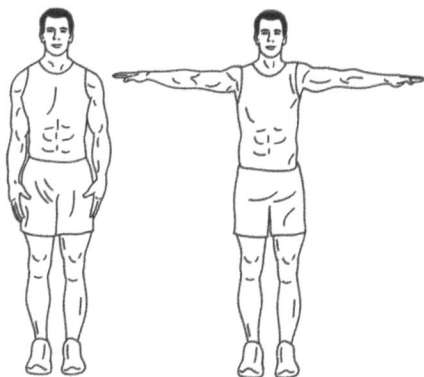

20 подъёмов рук
в стороны

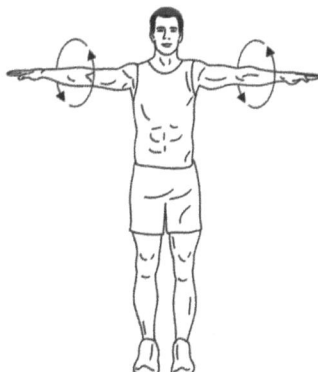

20 кругов руками

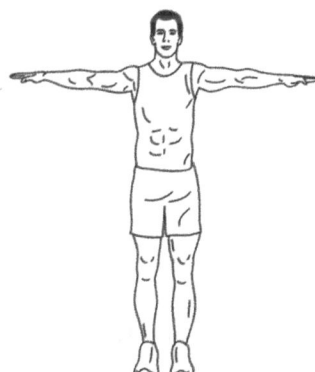

СЧИТАЯ ДО 20 удержание

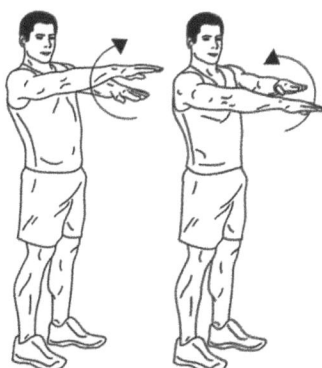

20 горизонтальных
"ножниц"

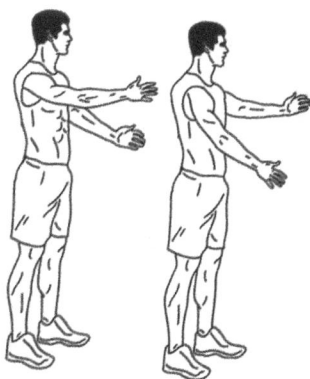

20 вертикальных
"ножниц"

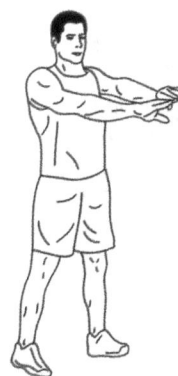

СЧИТАЯ ДО 20 удержание

ДИНАМИЧЕСКАЯ ПИРАМИДА

Тренировки по пирамиде великолепны, потому что они работают с перекрытием отдельных систем в вашем теле. Здесь работают ваши сердечно-сосудистая, анаэробная и аэробная системы, что означает, что вы также можете серьезно развить выносливость.

ЦЕЛЬ: СЖИГАНИЕ ЖИРА

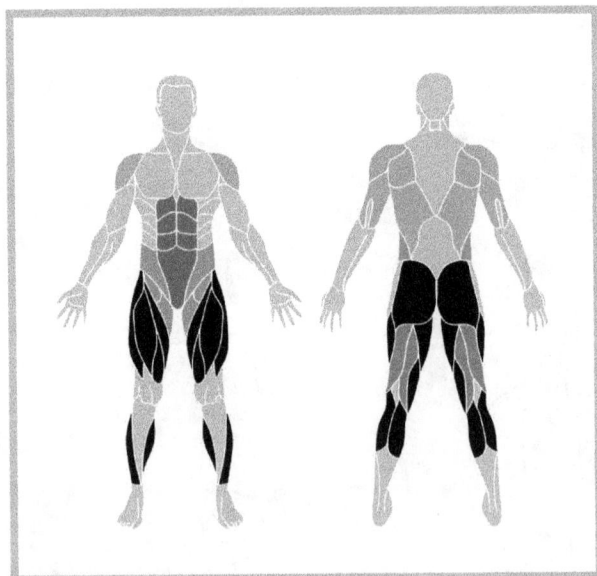

Динамическая
Пирамида

ТРЕНИРОВКА ОТ DAREBEE
© darebee.com

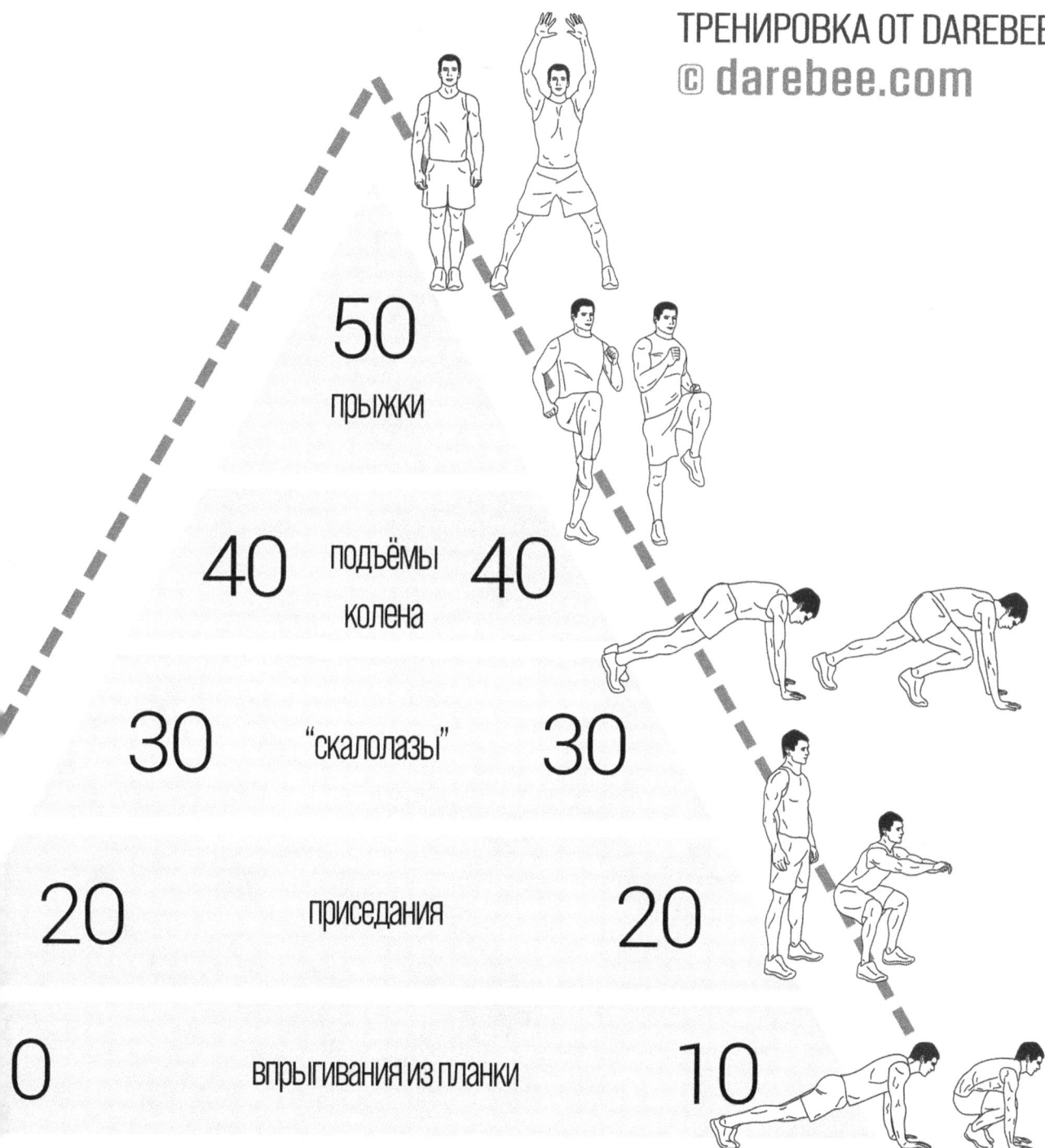

50 прыжки

40 подъёмы колена 40

30 "скалолазы" 30

20 приседания 20

0 впрыгивания из планки 10

41 ЭЛИМИНАТОР

ИНСТРУКЦИИ: после каждого подхода вы исключаете последнее упражнение в следующем, цель - сделать достаточно подходов, чтобы ничего не делать. Ура!

ЦЕЛЬ: СЖИГАНИЕ ЖИРА

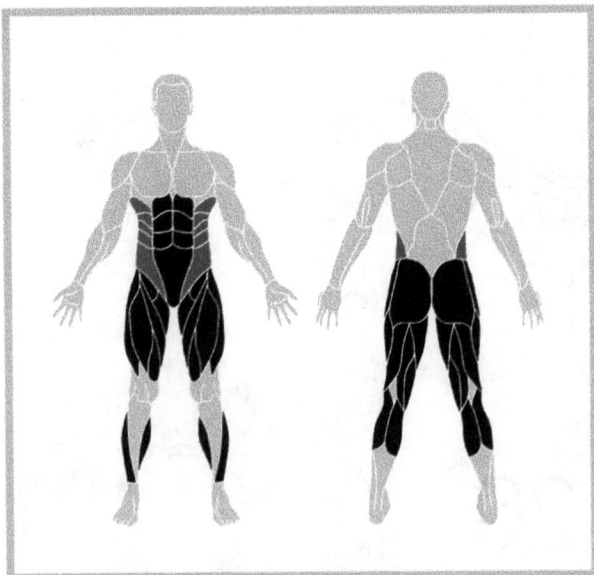

ЭЛИМИНАТОР

ТРЕНИРОВКА ОТ DAREBEE © darebee.com

5 подходов - в каждом подходе исключайте последнее упражнение
2 минуты отдыха между подходами

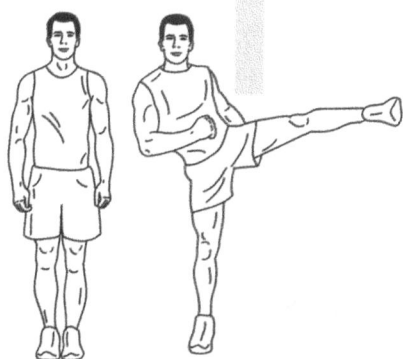

20 подъёмов ноги в сторону

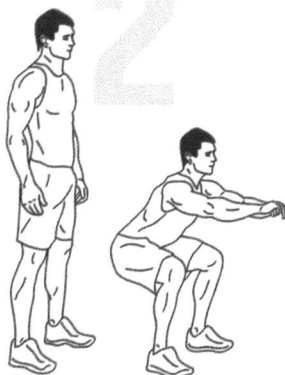

10 приседаний

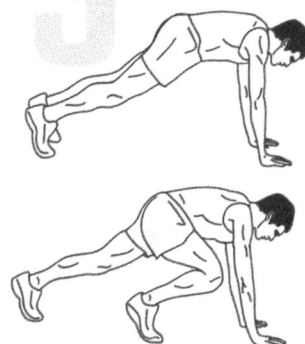

20 "скалолазов"

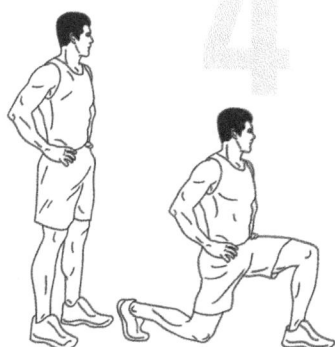

20 выпадов

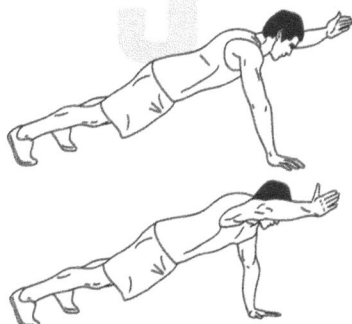

10 подъёмов руки в планке

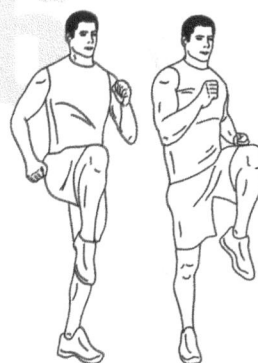

20 высоких подъёмов колена

ЭПИЧЕСКИЙ КВЕСТ

Это простая, чередующаяся, интенсивная тренировка, от которой у вас перехватит дыхание и вы почувствуете, что достойны звания «эпический». Делайте каждое повторение по максимуму и просто наслаждайтесь процессом.

ЦЕЛЬ: СИЛА & ТОНУС

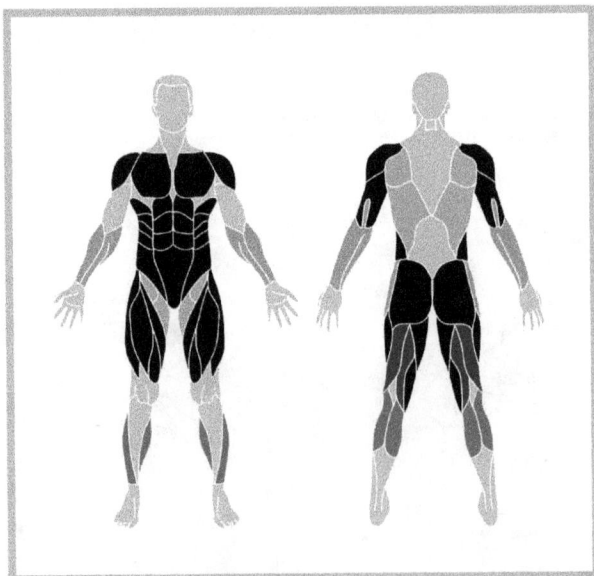

ЭПИЧЕСКИЙ КВЕСТ

ТРЕНИРОВКА ОТ DAREBEE © darebee.com

УРОВЕНЬ I 3 подхода **УРОВЕНЬ II** 5 подходов **УРОВЕНЬ III** 7 подходов **ОТДЫХ** до 2 мин

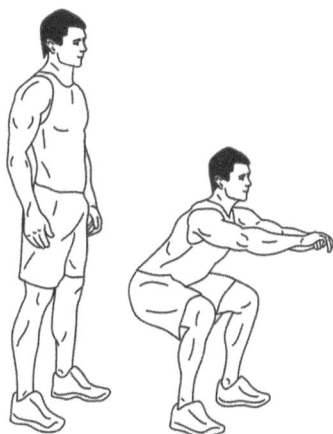

5 приседаний
5 подъёмов корпуса

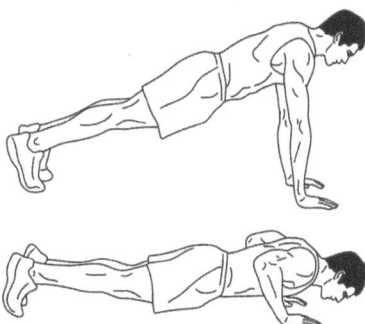

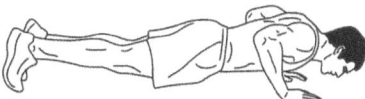

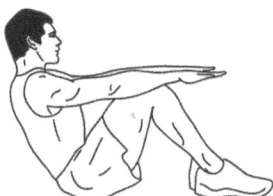

5 отжиманий
5 подъёмов корпуса

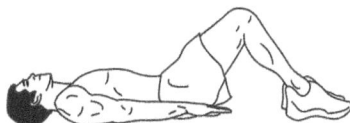

5 приседаний
5 подъёмов корпуса

5 отжиманий
5 подъёмов корпуса

5 приседаний
5 подъёмов корпуса

5 отжиманий
5 подъёмов корпуса

43 ЭКСПРЕСС

Это тренировка, когда вам нужно что-то быстрое, вы ограничены во времени, но не хотите экономить на качестве. Немного увеличивайте интенсивность в каждом повторении, и вы сможете все – и съесть ваш пирог, и иметь его.

ЦЕЛЬ: СИЛА & ТОНУС

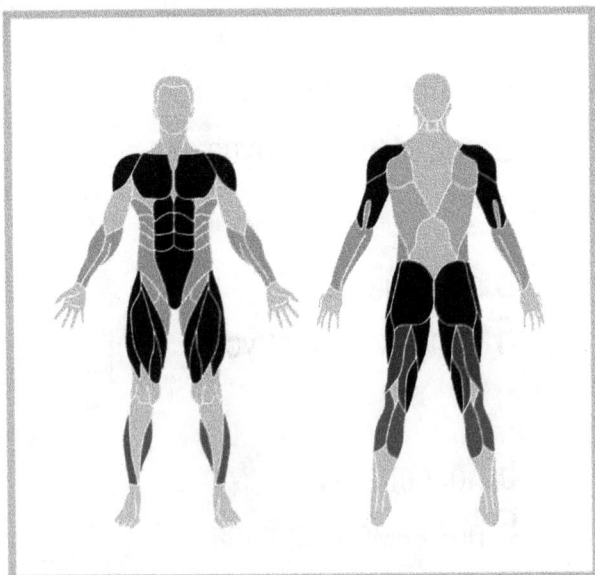

ЭКСПРЕСС

ТРЕНИРОВКА ОТ DAREBEE © darebee.com

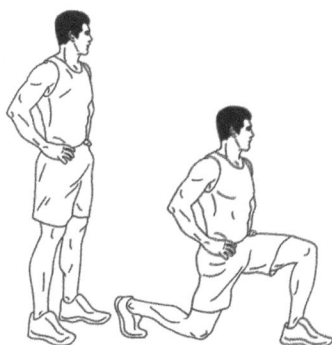

10 выпадов

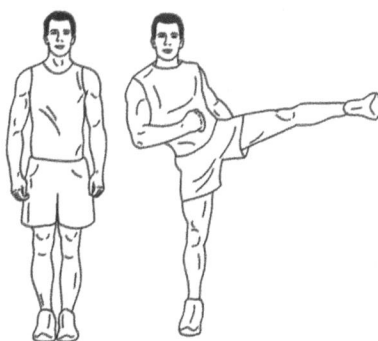

20 подъёмов ноги в сторону

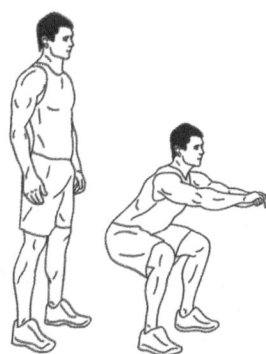

10 приседаний

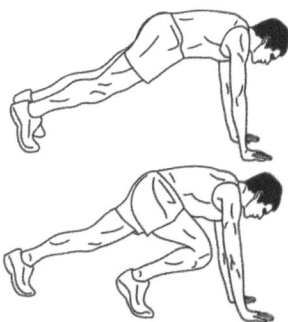

10 "скалолазов"

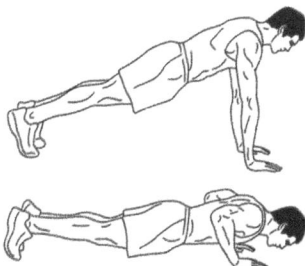

10 отжиманий

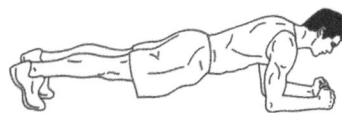

СЧИТАЯ ДО 10 планка на локтях

44 ЭКСТРАКТОР

Бывают дни, когда все, что вы хотите сделать, это пройти тренировку, в которой вам не нужно много думать или сильно концентрироваться. Не ищите дальше, просто отключите сознание и позвольте телу делать свое дело. Тренировка Экстрактор - это как раз то, что сделает это для вас.

ЦЕЛЬ: СЖИГАНИЕ ЖИРА

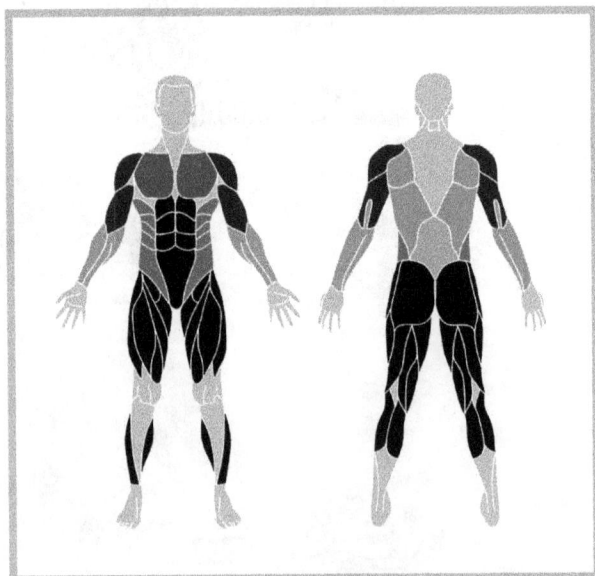

ЭКСТРАКТОР

ТРЕНИРОВКА ОТ DAREBEE © darebee.com

УРОВЕНЬ I 3 подхода **УРОВЕНЬ II** 5 подходов **УРОВЕНЬ III** 7 подходов **ОТДЫХ** до 2 мин

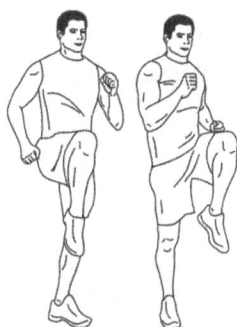

20 высоких подъёмов колена

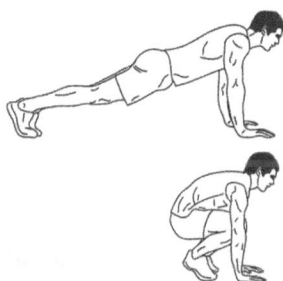

2 впрыгивания в планке

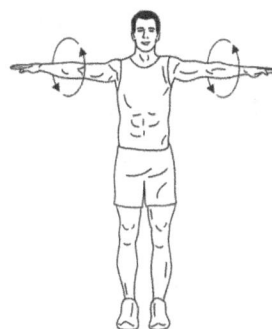

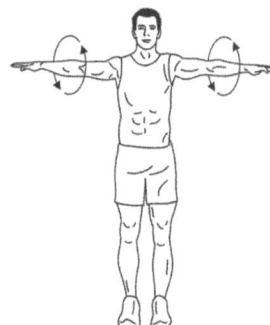

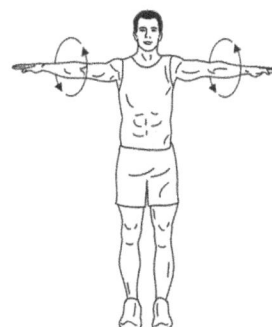

20 кругов руками

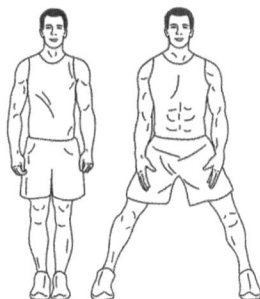

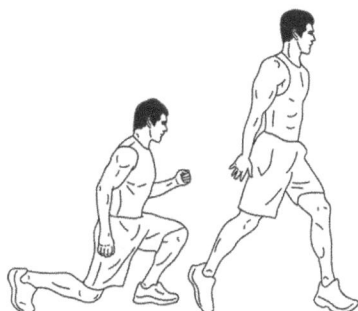

20 прыжков "ноги вместе, ноги врозь"

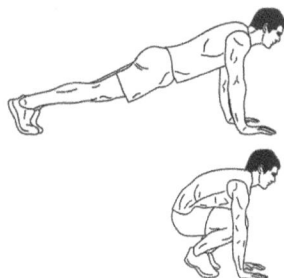

2 впрыгивания в планке

20 кругов руками

2 выпада с прыжком

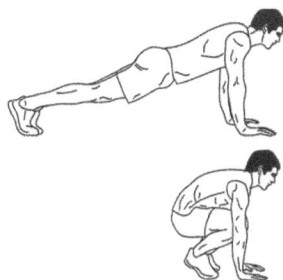

2 впрыгивания в планке

20 кругов руками

45 ДАЛЬНЯЯ ТОЧКА

Пассивная растяжка - идеальная форма растяжки для выполнения с партнером. Она требует, чтобы тело оставалось полностью пассивным, пока на него (со стороны партнера) воздействует внешняя сила. При выполнении такой растяжки без партнера, вес тела и сила тяжести позволяют делать свое дело. По этой причине, пассивная растяжка также называется расслабленной. Чтобы она работала на вас, вытянитесь в положение, которое находится на самом краю вашей зоны комфорта, и удерживайте его, позволяя силе тяжести и весу вашего тела сделать все остальное. При пассивной растяжке нет никакого «отскока», равно как и нет толкающих / тянущих движений. Узнайте больше о растяжке для силы и гибкости, пройдя эту тренировку.

ЦЕЛЬ: РАСТЯЖКА

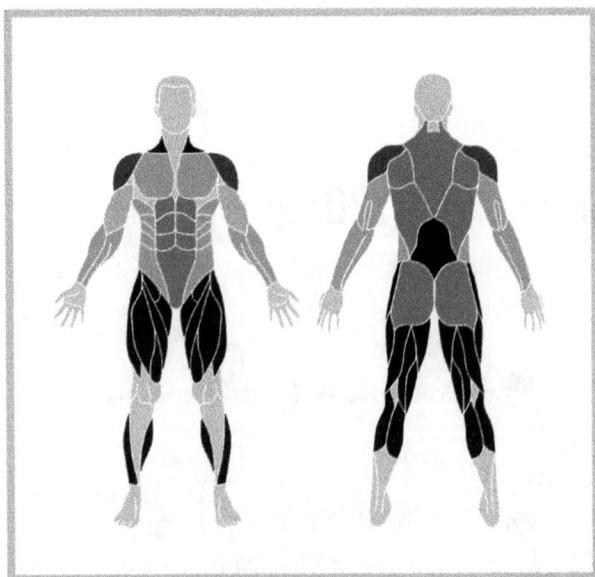

Дальняя точка.

ПАССИВНАЯ РАСТЯЖКА ОТ DAREBEE © darebee.com

60 секунд каждая растяжка - 30 секунд на каждую сторону / ногу

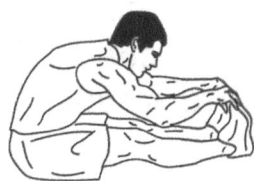

"складка"

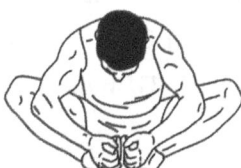

"бабочка"

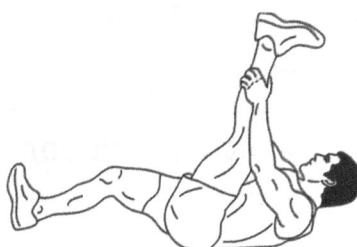

притягивание прямой ноги
к груди

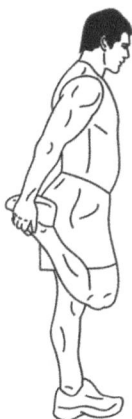

растяжка квадрицепса

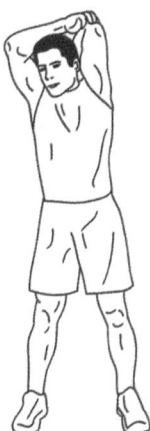

растяжка трицепса #1

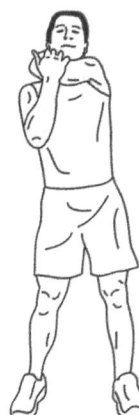

растяжка трицепса #2

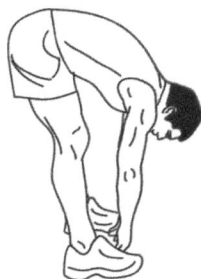

наклон к полу

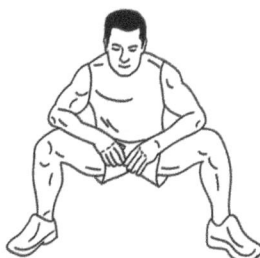

глубокий присед

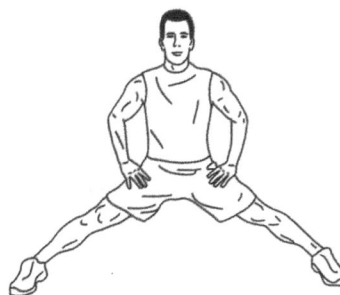

поперечный полушпагат

5-МИНУТНАЯ ПЛАНКА

Тренировать группу мышц живота - задача не из легких. Не все мышцы реагируют на тренировки с одинаковой скоростью. Особенно группа брюшных мышц, которая проходит под внешними мышцами.

Пятиминутная Планка - своего рода парадокс. Эта тренировка использует относительное бездействие, чтобы задействовать мышцы живота и укрепить их. За пять минут вы проработаете практически все части мышечной стенки. Результат: сильный пресс, сильный кор, больше силы, лучшая координация, плюс - вы сможете замечательно выглядеть на пляже.

ЦЕЛЬ: ПРЕСС

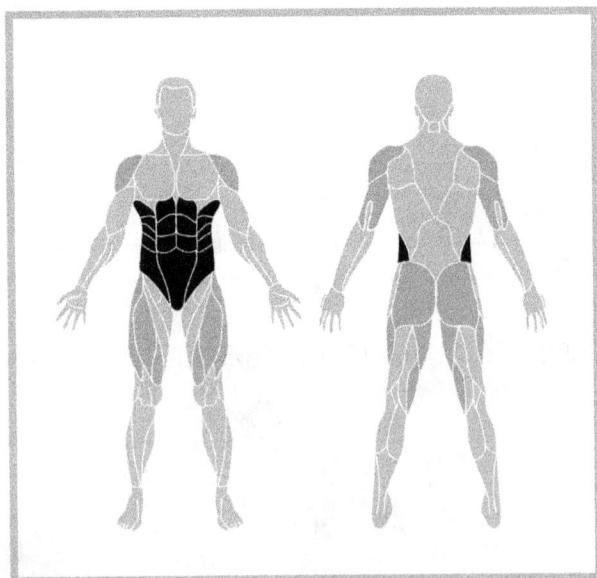

5-МИНУТНАЯ ПЛАНКА

ТРЕНИРОВКА ОТ DAREBEE © darebee.com

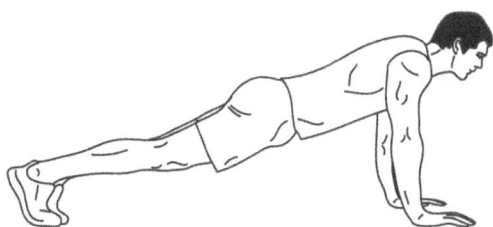

60сек классическая планка

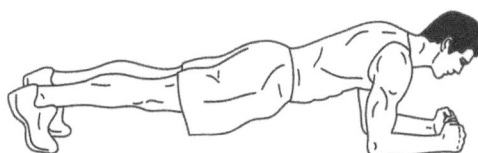

30сек планка на локтях

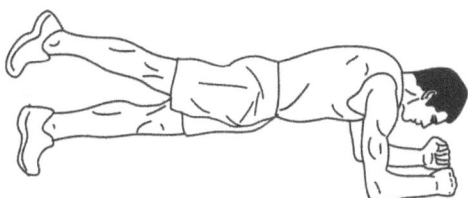

60сек планка с поднятой ногой
30 секунд - каждая нога

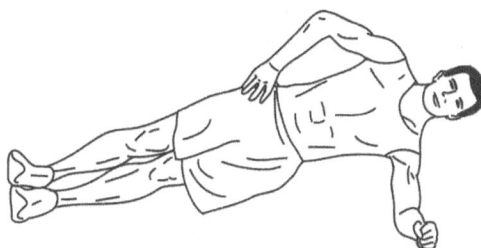

60сек боковая планка
30 секунд - каждая нога

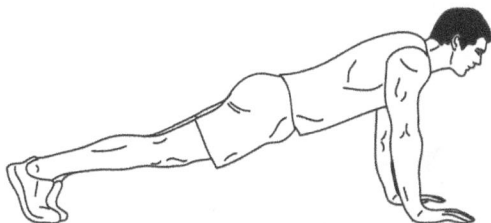

30сек классическая планка

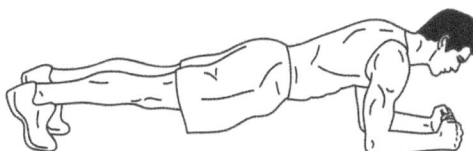

60сек планка на локтях

47 ТОЧКА ВОСПЛАМЕНЕНИЯ

Каждый хочет довести свое тело до точки, когда мышцы просто «загораются», и движения становятся плавными и легкими. Тренировка Точка Воспламенения поможет вам в этом. Созданная на основе комбинаций боевых искусств, она активизирует основные группы мышц, а также поддерживающие структуры мышц, так что ее можно смело назвать тренировкой для всего тела.

ЦЕЛЬ: СЖИГАНИЕ ЖИРА

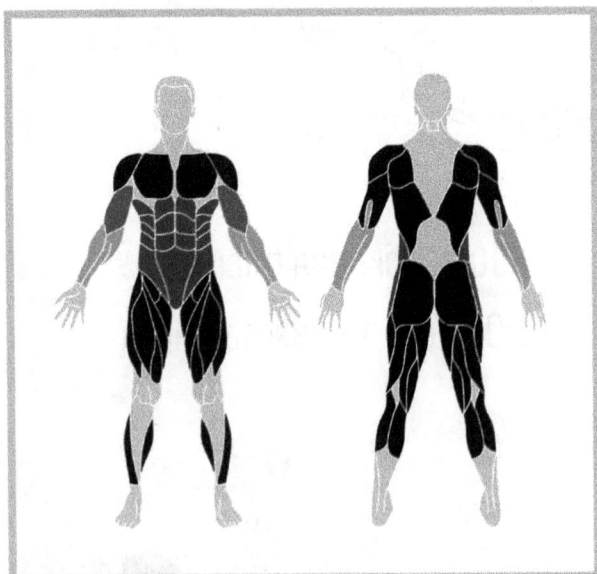

ТОЧКА ВОСПЛАМЕНЕНИЯ

ТРЕНИРОВКА ОТ DAREBEE © darebee.com

УРОВЕНЬ I 3 подхода **УРОВЕНЬ II** 5 подходов **УРОВЕНЬ III** 7 подходов **ОТДЫХ** до 2 мин

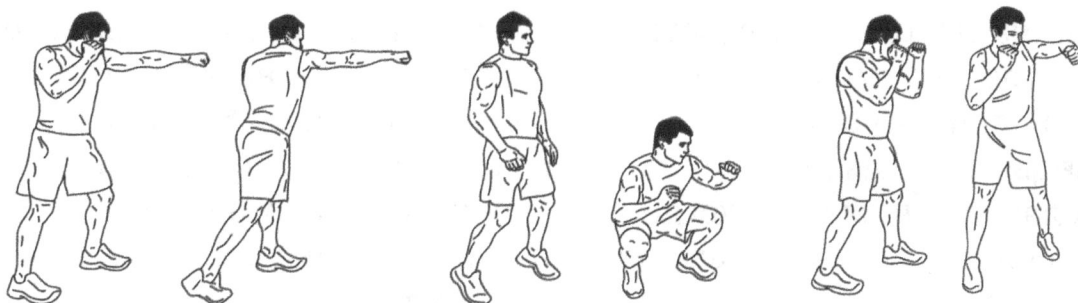

20 комбо джеб + кросс + присед + хук

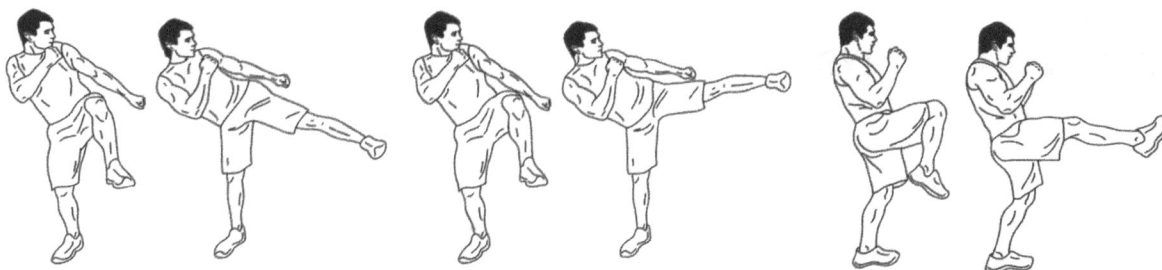

20 двойных боковых ударов / низких и высоких

20 фронтальных ударов

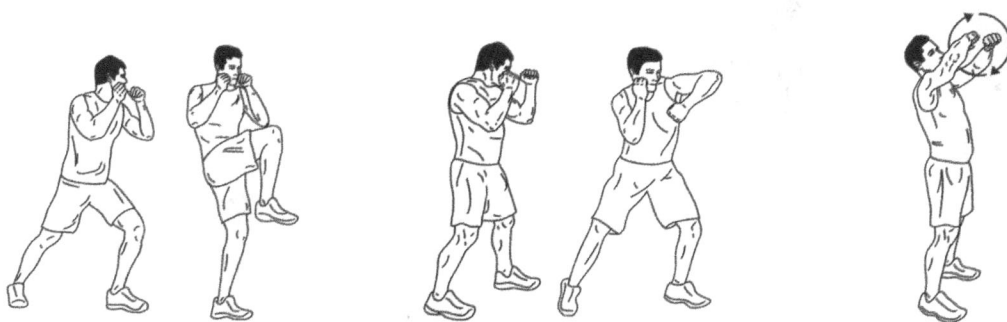

10 комбо удар коленом + удар локтем

20 быстрых кругов кулаками

48 ФРЕМЕН

Когда вам суждено быть одним из лучших бойцов Вселенной с рождения, физическая подготовка - это образ жизни. Пряность продлит эту жизнь, но насколько крутой она будет, зависит только от вас. Жизнь на пустынной планете по своей природе сурова. Окружающая среда требует силы, выносливости, способности выжить и добиться успеха при относительно небольших ресурсах. Мышцы должны оправдывать каждый грамм своего существования, поэтому нет смысла иметь массу, когда вам действительно нужна сила. Эта тренировка достойна наездника на песчаных червях. Созданная для наращивания силы кора и плотной мускулатуры, это просто подарок для тех, кого любит Шаи Хулуд. (Для поклонников Дюны)

ЦЕЛЬ: СИЛА & ТОНУС

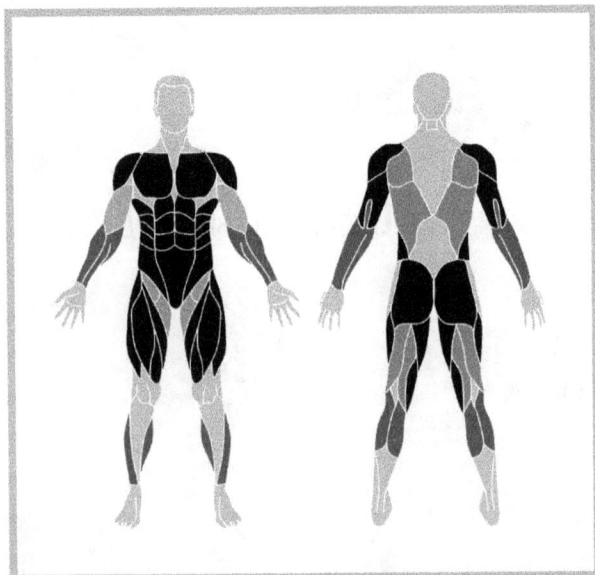

ФРЕМЕН

ТРЕНИРОВКА ОТ DAREBEE © darebee.com

УРОВЕНЬ I 3 подхода **УРОВЕНЬ II** 5 подходов **УРОВЕНЬ III** 7 подходов **ОТДЫХ** до 2 мин

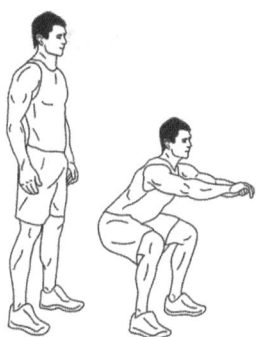

10 приседаний

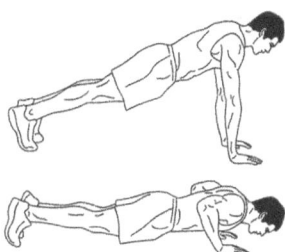

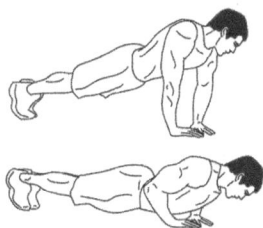

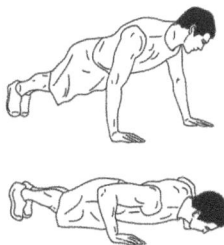

2 отжиманий

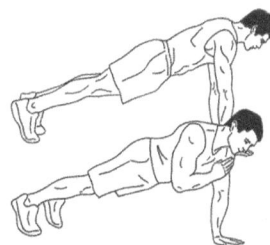

10 касаний плеча

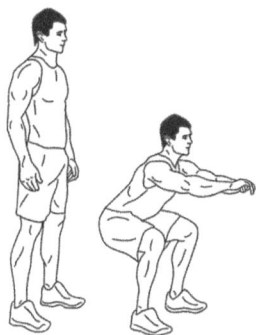

10 приседаний

2 отжимания с узкой постановкой рук

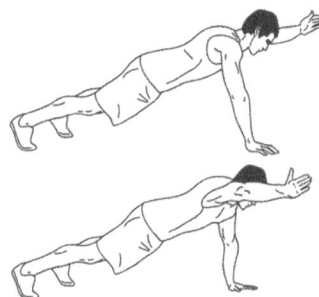

10 подъёмов руки в планке

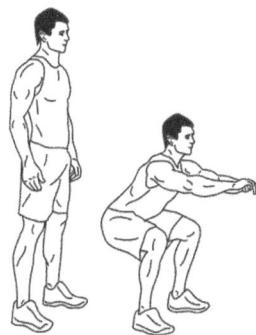

10 приседаний

2 отжимания с широкой постановкой рук

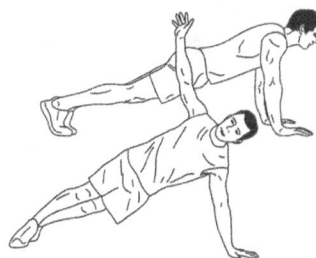

10 поворотов в планке

49 ИНЕЙ

Даже плохим девчонкам нужно тренироваться, и наша снежная тренировка, верная своему названию, немножко убойная. Она нужна для того, чтобы каждая часть вашего тела могла играть свою роль, когда это необходимо. Не хотите ли погреться?

ЦЕЛЬ: СЖИГАНИЕ ЖИРА

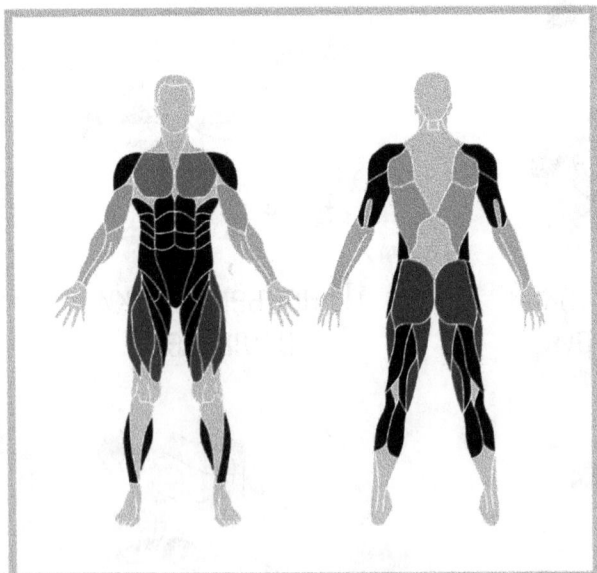

ИНЕЙ

ТРЕНИРОВКА ОТ DAREBEE © darebee.com

УРОВЕНЬ I 3 подхода **УРОВЕНЬ II** 5 подходов **УРОВЕНЬ III** 7 подходов **ОТДЫХ** до 2 мин

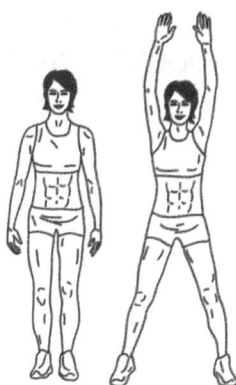

10 прыжков "ноги вместе, ноги врозь"

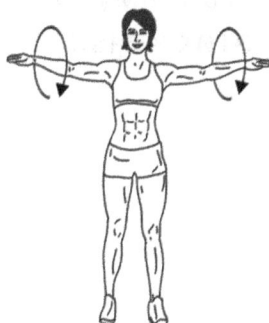

20 кругов руками

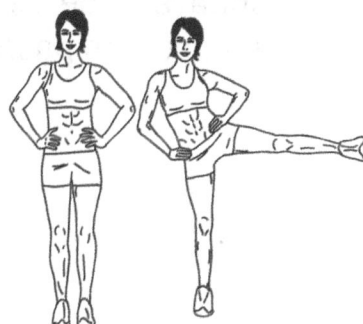

20 подъёмов ноги в сторону

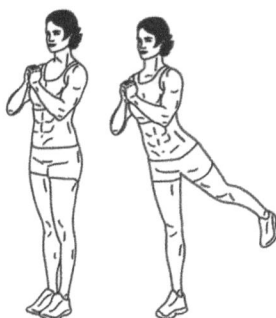

20 подъёмов ноги назад

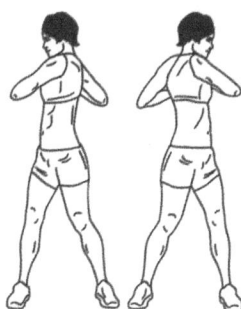

10 скручиваний

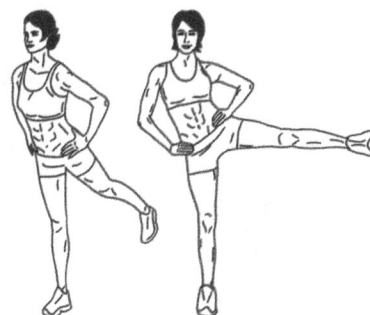

20 подъём ноги назад + подъём ноги в сторону

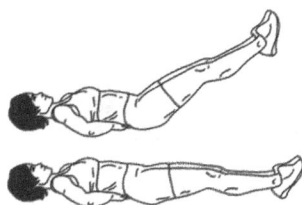

10 подъёмов ног

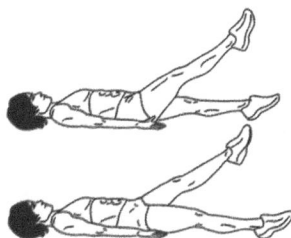

10 махов ногами

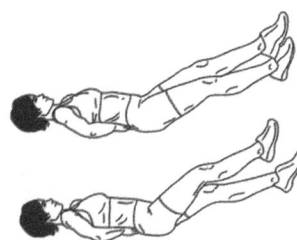

10 "ножниц"

50 ГЕЙМЕР

Независимо от того, на экране или вне его, геймеру необходимо иметь некоторую стабильность и силу кора, а также способность контролировать свое тело по максимуму. Эта тренировка - довольно хорошее начало для развития этих качеств.

ЦЕЛЬ: СЖИГАНИЕ ЖИРА

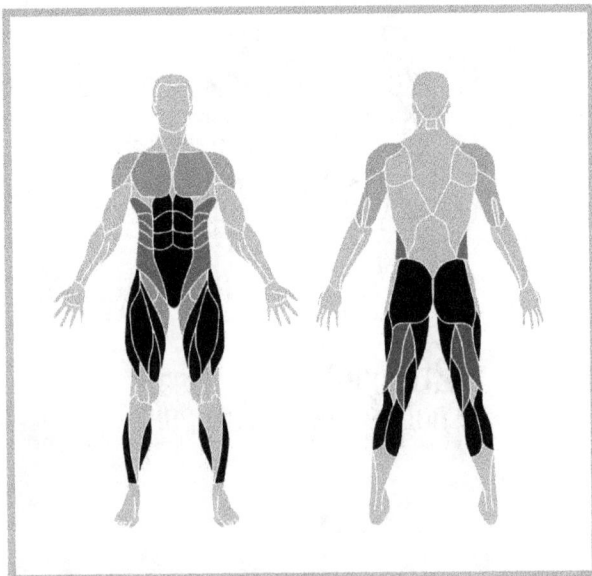

Геймер

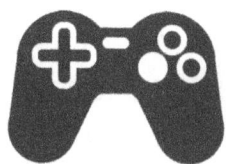

ТРЕНИРОВКА ОТ DAREBEE © darebee.com
во время каждой загрузки или трейлера

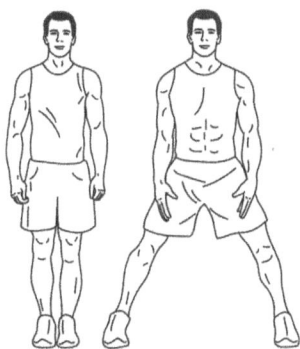

10 прыжков "ноги вместе, ноги врозь"

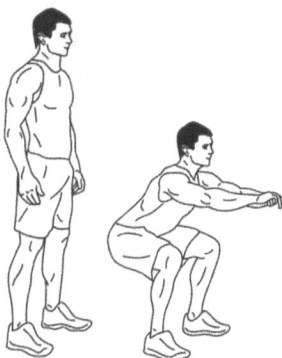

10 приседаний

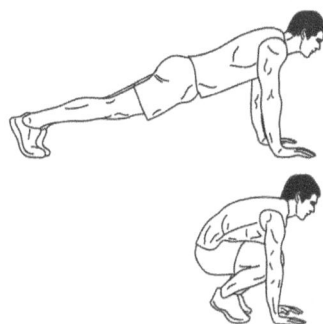

2 впрыгивания из планки

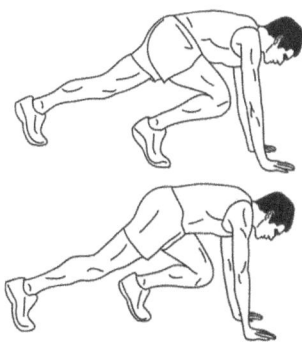

10 "скалолазов"

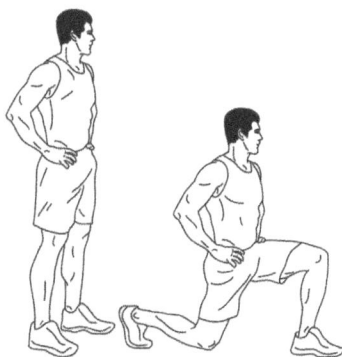

10 выпадов

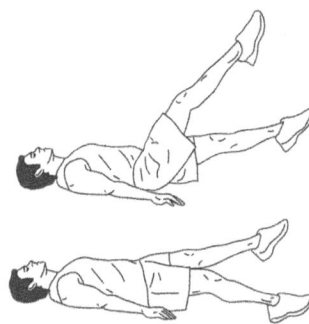

10 махов ногами

ГЛАДИАТОР

Гладиаторы были жестокими людьми. Чтобы выжить, им требовалась хорошая устойчивость и сила кора, а также отличная способность передвигаться быстро. Если вы готовы прыгнуть на арену и сражаться насмерть ради славы боя, то эта тренировка - хороший способ подготовиться.

ЦЕЛЬ: СИЛА & ТОНУС

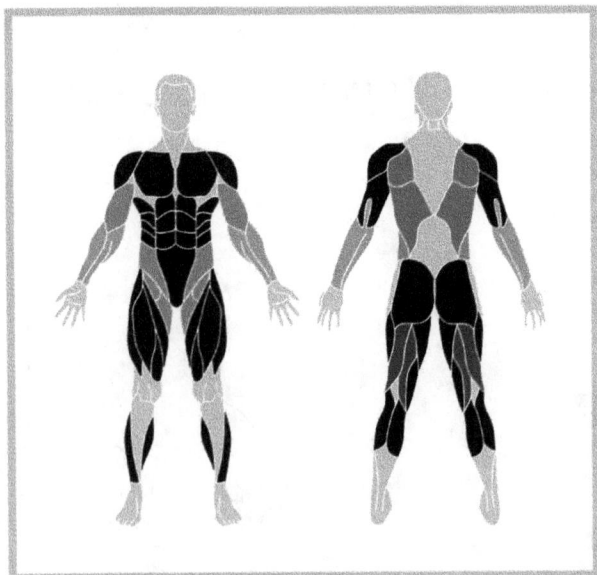

ГЛАДИАТОР

ТРЕНИРОВКА ОТ DAREBEE © darebee.com

УРОВЕНЬ I 3 подхода **УРОВЕНЬ II** 5 подходов **УРОВЕНЬ III** 7 подходов **ОТДЫХ** до 2 мин

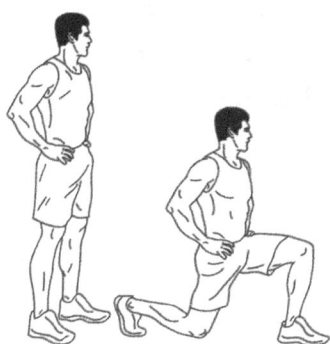

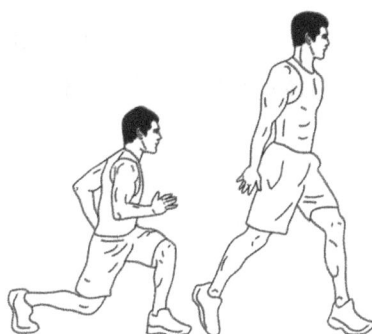

10 выпадов   **4** выпада с прыжком   **10** приседаний

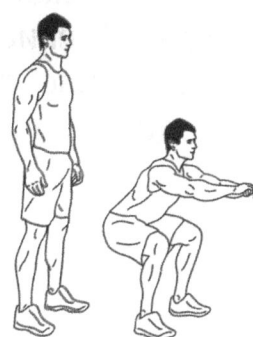

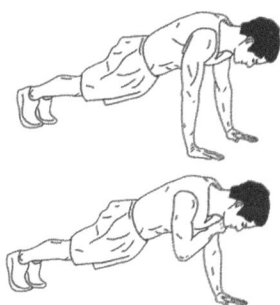

10 касаний плеча   **10** медленных "скалолазов"   **4** отжимания

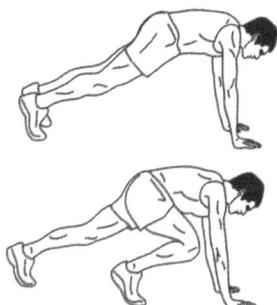

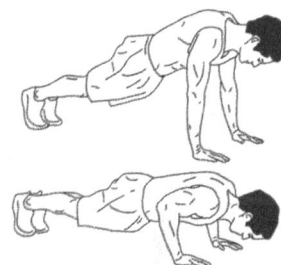

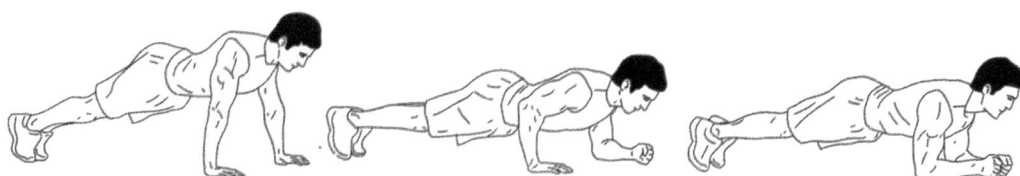

4 планки с переходом из верхнего в нижнее положение

52 ГОЛЕМ

Если вы мифическое существо, которое невозможно остановить, вам нужна некая базовая сила и сила кора, которые делают вас силой природы. Тренировка Голем не зря возвращает вас к основам. Она действительно поможет вам поднять вашу физическую форму до необходимого уровня.

ЦЕЛЬ: СИЛА & ТОНУС

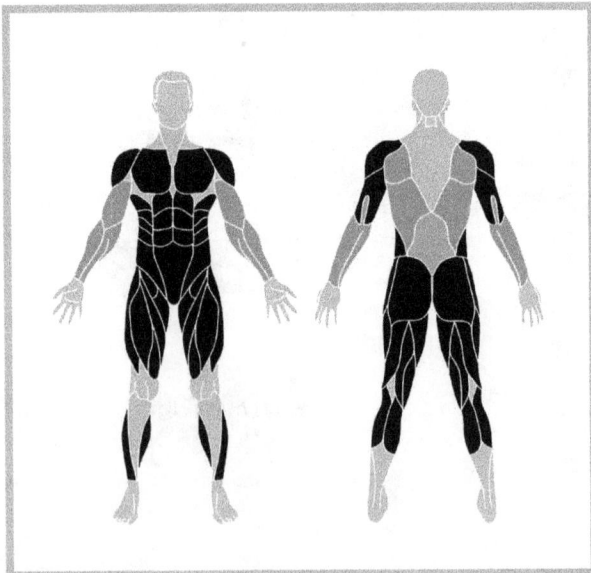

ГОЛЕМ

ТРЕНИРОВКА ОТ DAREBEE © darebee.com

УРОВЕНЬ I 3 подхода **УРОВЕНЬ II** 5 подходов **УРОВЕНЬ III** 7 подходов **ОТДЫХ** до 2 мин

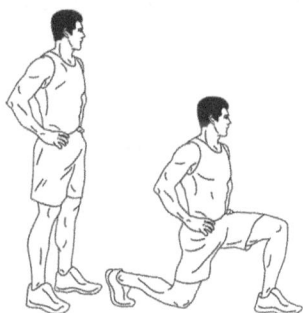

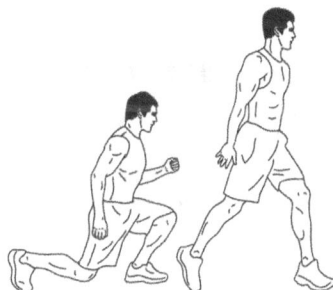

10 выпадов   **4** выпада с прыжком   **4** боковых выпада

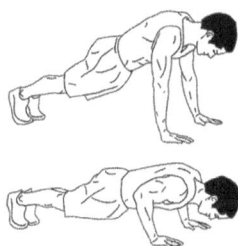

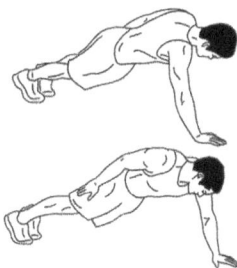

4 отжимания   **10** касаний бедра   **СЧИТАЯ ДО 10** планка

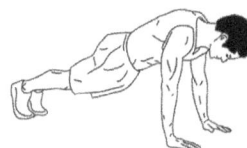

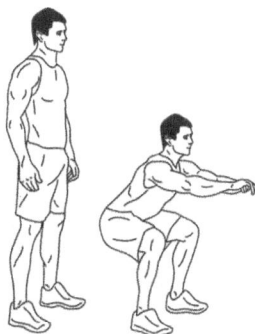

10 приседаний   **СЧИТАЯ ДО 10** удержание   **4** приседа с прыжком

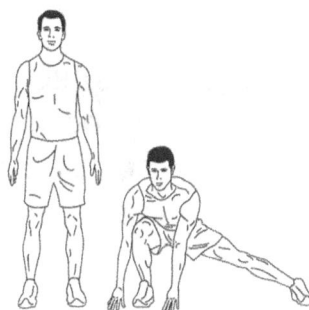

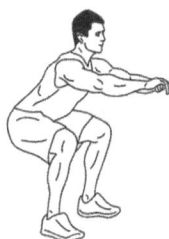

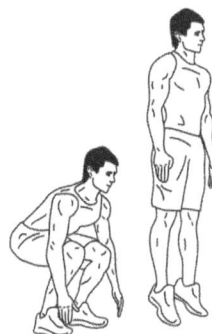

53 ГРАВИТАЦИЯ

Чтобы избежать действия силы тяжести, вам нужны плотные мышцы и крепкие кости, и ничто не делает мышцы более плотными или кости крепче, чем максимально нагруженная тренировка на полу.

Рекомендация: здесь мало времени на восстановление для каждой группы мышц, поэтому вам нужно убедиться, что ваши мышцы получают как можно больше кислорода, вдыхая как можно глубже в фазе восстановления каждого повторения.

ЦЕЛЬ: СИЛА & ТОНУС

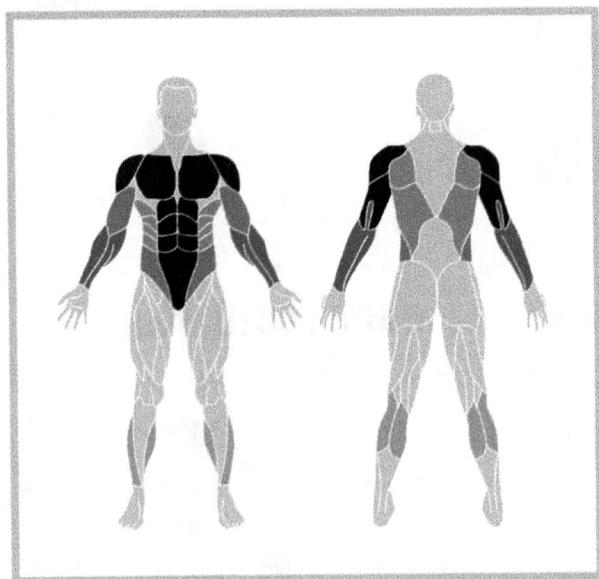

ГРАВИТАЦИЯ

ТРЕНИРОВКА ОТ DAREBEE © darebee.com

УРОВЕНЬ I 3 подхода **УРОВЕНЬ II** 4 подхода **УРОВЕНЬ III** 5 подходов **ОТДЫХ** 2 минуты

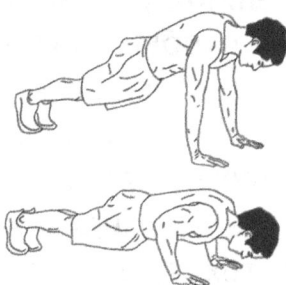

4 отжимания

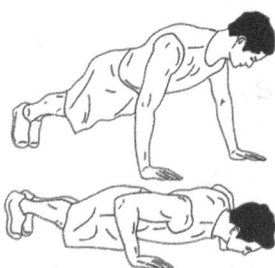

4 отжимания с широкой постановкой рук

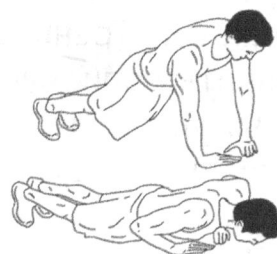

2 отжимания с узкой постановкой рук

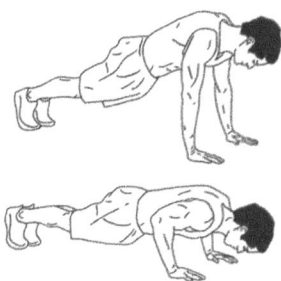

4 отжимания

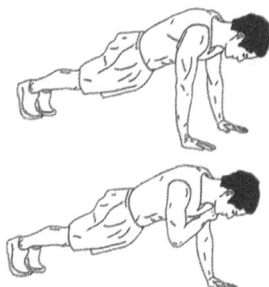

4 касания плеча

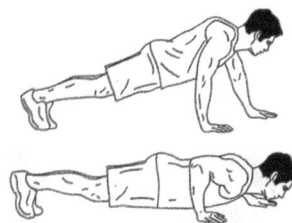

2 отжимания со смещенными руками

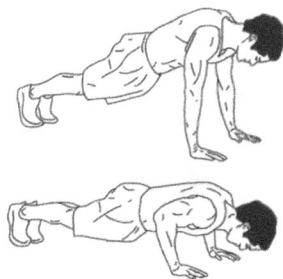

4 отжимания

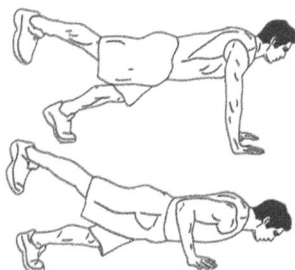

4 отжимания с поднятой ногой

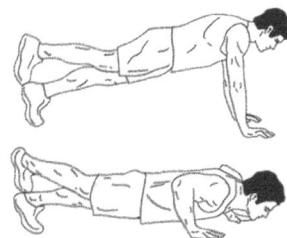

2 отжимания "нога на ноге"

54 ЗЕМЛЯНИН

Если вы помните генеалогию «Сотни», вы знаете, что Землянин от природы силен, «способный выжить» по рождению и воин по образованию. Тренировка Землянин разработана, чтобы помочь вам развить солидную базовую силу, необходимую для выживания в сложных условиях. Вам просто нужно пройти через это, для начала.

Идеально подходит для «выживших», которым нужна граничная подготовка, поднимающая их на новый уровень, делая лидерами клана. К тому же, это отличная тренировка для тех дней, когда действительно хочется выпустить пар.

ЦЕЛЬ: СИЛА & ТОНУС

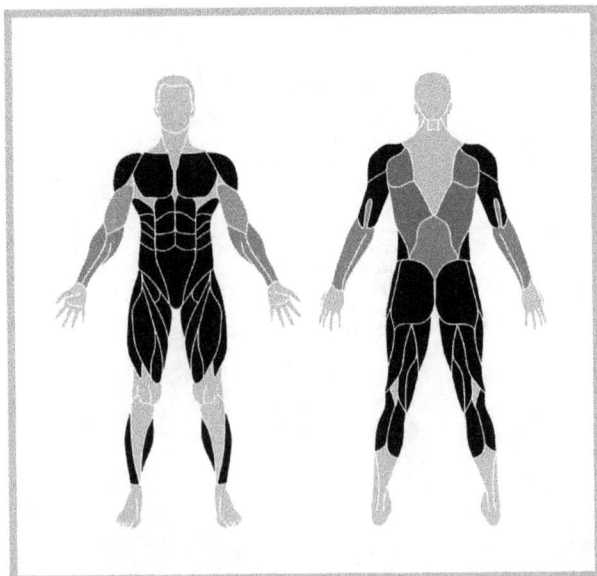

ЗЕМЛЯНИН

ТРЕНИРОВКА ОТ DAREBEE © darebee.com

УРОВЕНЬ I 3 подхода **УРОВЕНЬ II** 4 подхода **УРОВЕНЬ III** 5 подходов **ОТДЫХ** до 2 мин

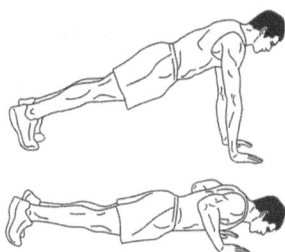

2 отжимания

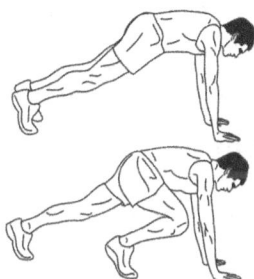

10 медленных "скалолазов"

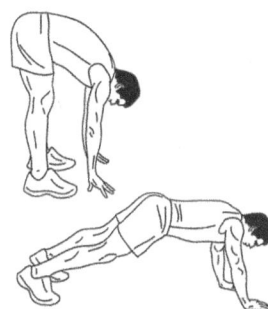

2 выхода из планки

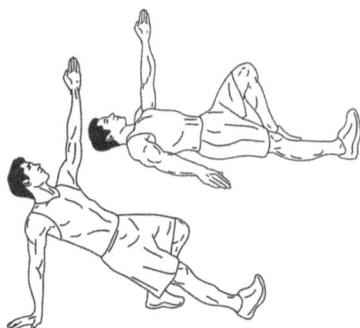

10 подъёмов

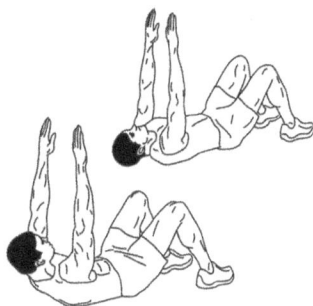

10 скручиваний

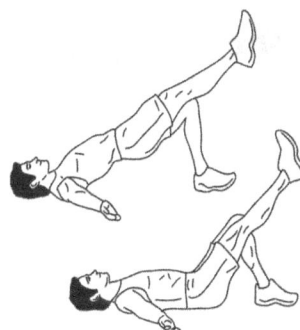

10 мостиков на одной ноге

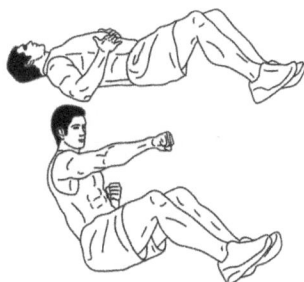

10 подъёмов корпуса с прямым ударом

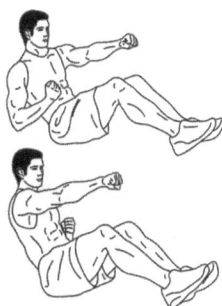

10 прямых ударов сидя

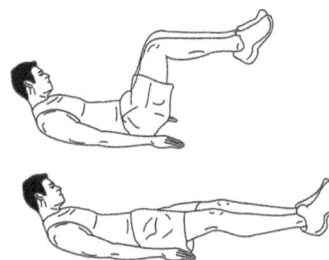

10 скручиваний с разгибанием ног

55 СТРАЖ

По названию тренировки вы знаете, что это будет немного сложно. Страж никогда не нужен, если нечего охранять, что означает, что за это «что-то» стоит бороться. И это значит, что вам лучше подготовиться, если вы хотите играть эту роль. Тренировка Страж проверит все стороны вашей физической формы.

ЦЕЛЬ: СИЛА & ТОНУС

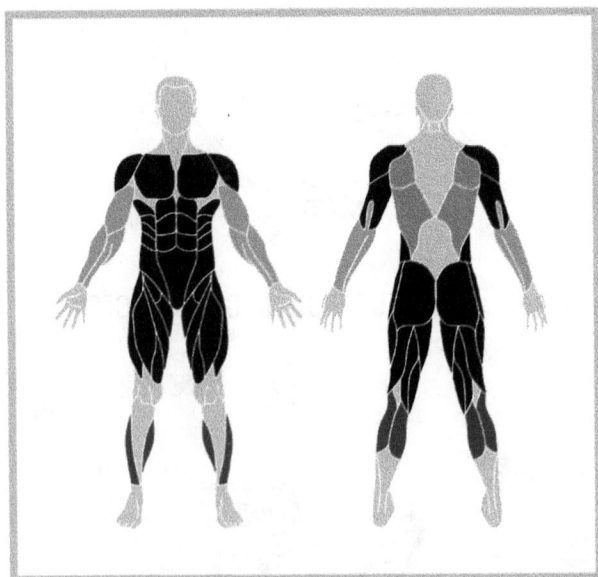

СТРАЖ

ТРЕНИРОВКА ОТ DAREBEE © darebee.com

УРОВЕНЬ I 3 подхода **УРОВЕНЬ II** 5 подходов **УРОВЕНЬ III** 7 подходов **ОТДЫХ** до 2 мин

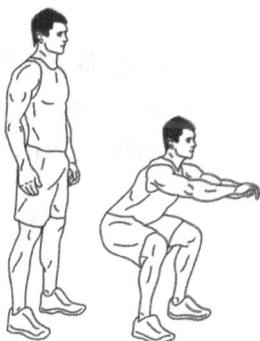

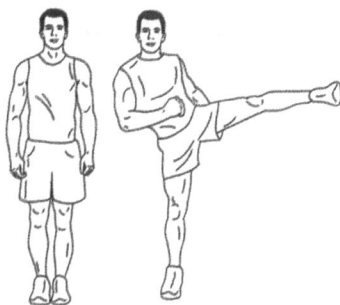

8 приседаний   **20** подъёмов ноги в сторону   **8** выпадов

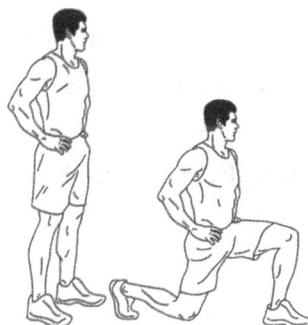

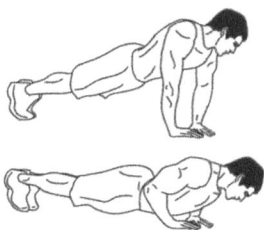

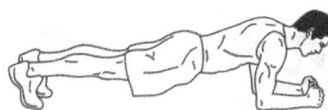

2 отжимания с узкой постановкой рук   **8** отжиманий   **СЧИТАЯ ДО 10** планка на локтях

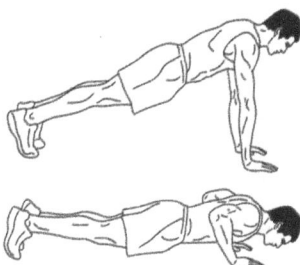

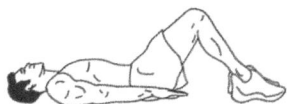

8 подъёмов корпуса   **8** рывков ногами вверх   **8** полных мостиков

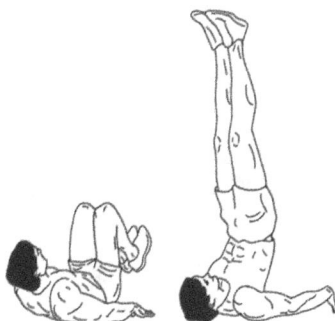

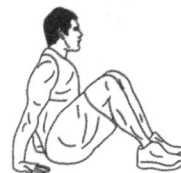

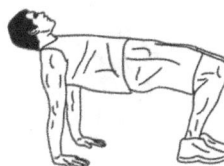

56 ГВАРДЕЕЦ

«Раньше я был авантюристом, как и ты, но потом я получил стрелу в колено» - Гвардеец, Скайрим

То, что вам немного не повезло, и вы получили стрелу в колено, не означает, что ваша жизнь должна быть закончена. Эта тренировка для всех, кто страдает от проблем с коленями и хочет сменить работу охранника городских ворот.

ЦЕЛЬ: СИЛА & ТОНУС

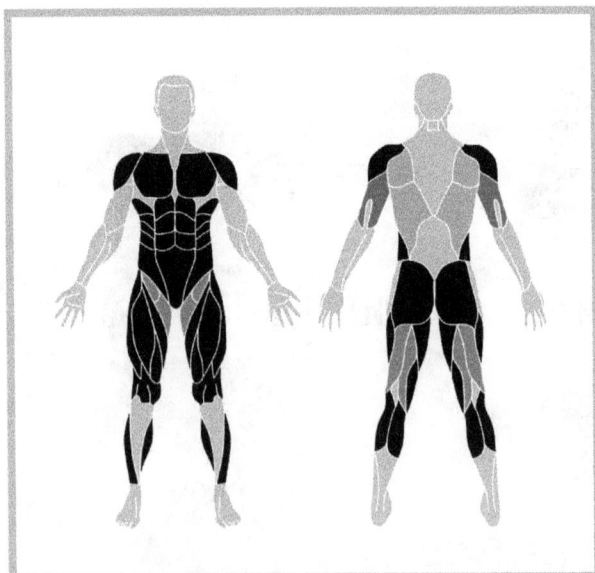

ГВАРДЕЕЦ

ТРЕНИРОВКА ОТ DAREBEE © darebee.com

УРОВЕНЬ I 3 подхода **УРОВЕНЬ II** 5 подходов **УРОВЕНЬ III** 7 подходов **ОТДЫХ** до 2 мин

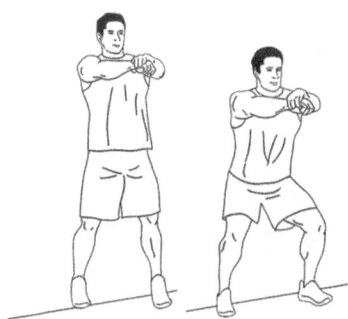

8 полуприседов у стены   **20** медленных ударов ногой   **8** подъёмов на носки

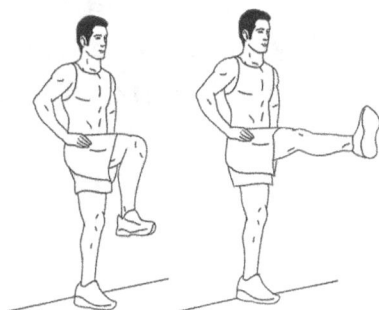

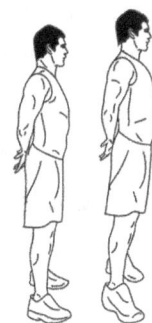

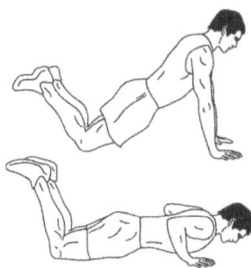

4 отжимания с колен   **8** подъёмов в боковой планке   **8** махов ногами

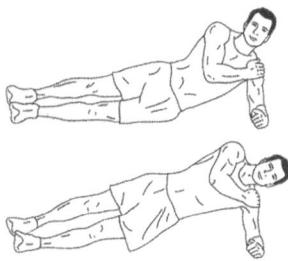

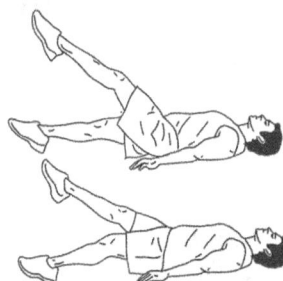

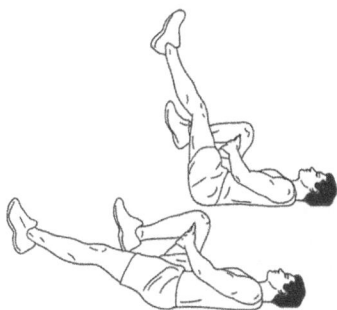

8 опусканий ноги, удерживая другую   **8** мостиков на одной ноге   **8** кругов ногами

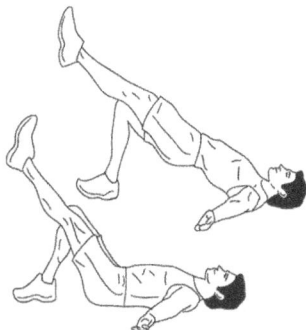

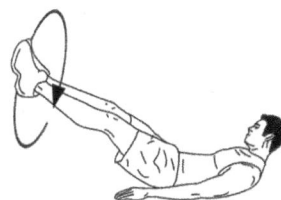

57 КРУГИ АДА

Время от времени луна становится красной, небо темнеет, и из-под земли поднимается светящийся зеленый туман... именно так вы начинаете воспринимать мир, когда проходите через 4-минутную отметку первого подхода Кругов Ада. Эта тренировка, разработанная для проверки характера смертных, преображает всех, кто ее выполняет, даже на уровне I. Упражнения кажутся обманчиво простыми, но их не обманешь. Тем, кто приступает к этой небольшой тренировке, не чувствуя хотя бы небольшого трепета, суждено достичь величия.

ЦЕЛЬ: СЖИГАНИЕ ЖИРА, ВИИТ

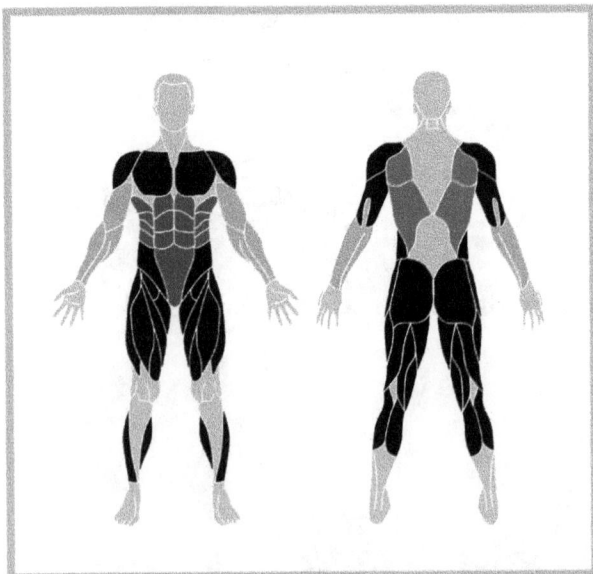

СТРАЖ

ТРЕНИРОВКА ОТ DAREBEE © darebee.com

УРОВЕНЬ I 3 подхода **УРОВЕНЬ II** 5 подходов **УРОВЕНЬ III** 7 подходов **ОТДЫХ** до 2 мин

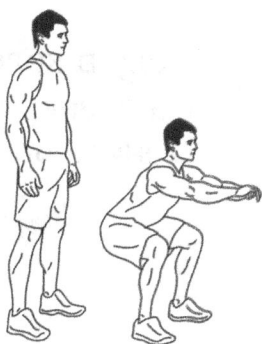

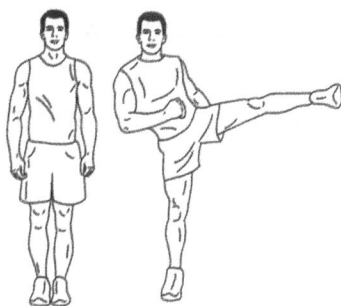

8 приседаний   **20** подъёмов ноги в сторону   **8** выпадов

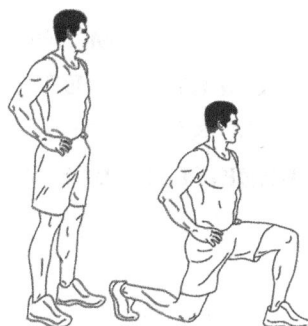

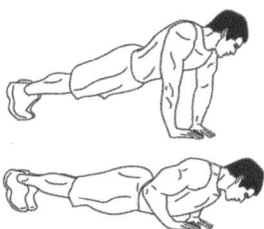

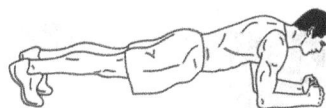

2 отжимания с узкой постановкой рук   **8** отжиманий   **СЧИТАЯ ДО 10** планка на локтях

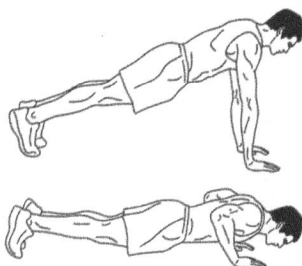

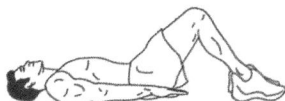

8 подъёмов корпуса   **8** рывков ногами вверх   **8** полных мостиков

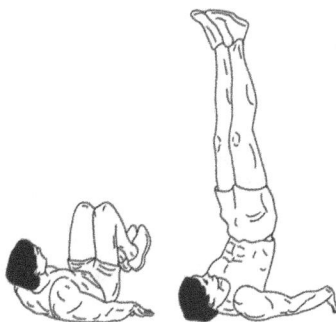

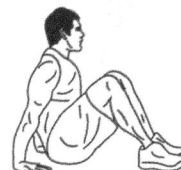

56 ГВАРДЕЕЦ

«Раньше я был авантюристом, как и ты, но потом я получил стрелу в колено» - Гвардеец, Скайрим

То, что вам немного не повезло, и вы получили стрелу в колено, не означает, что ваша жизнь должна быть закончена. Эта тренировка для всех, кто страдает от проблем с коленями и хочет сменить работу охранника городских ворот.

ЦЕЛЬ: СИЛА & ТОНУС

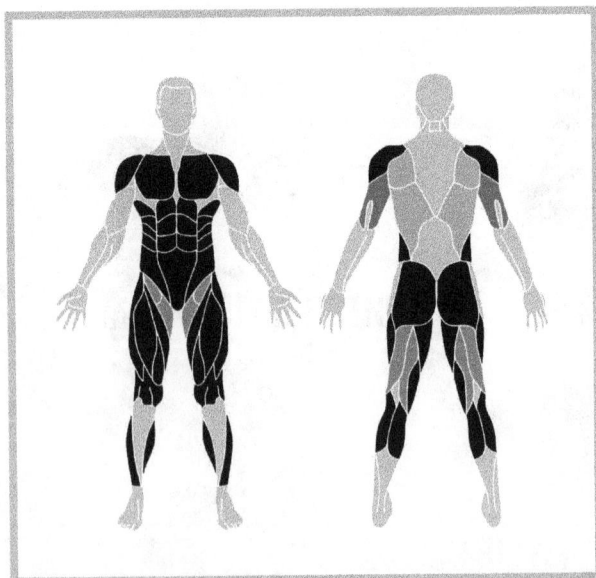

Круги Ада

DAREBEE ВИИТ ТРЕНИРОВКА © darebee.com

Уровень I 3 подхода Уровень II 5 подходов Уровень III 7 подходов | 2 мин отдых

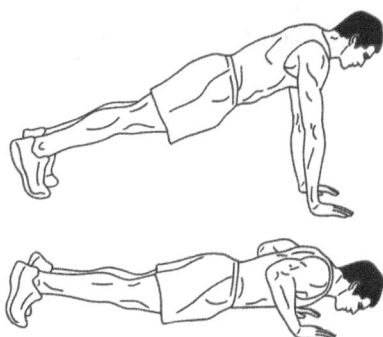

1мин отжимания

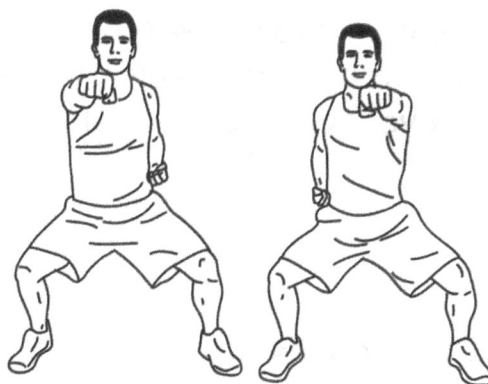

1мин прямые удары в приседе

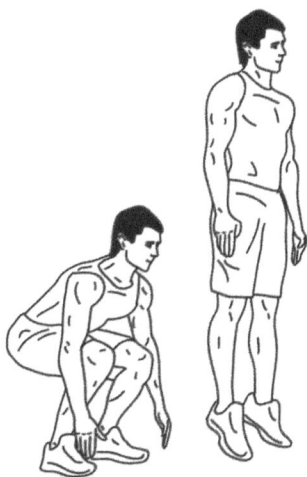

1мин присед с прыжком

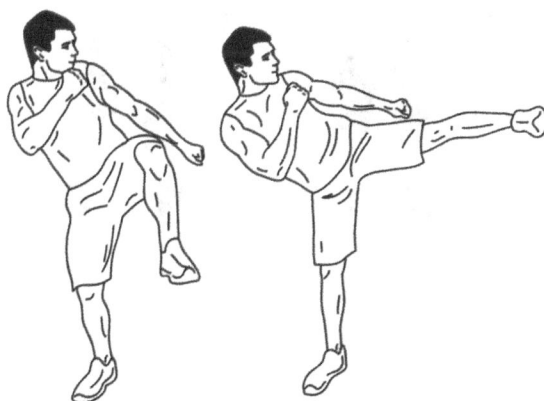

1мин удары ногой в сторону

58   ГЕРКУЛЕС

Даже полубогу нужно что-то делать, чтобы поддерживать свою силу. Эта тренировка для тех, кто готовится пополнить ряды Олимпийского Пантеона и заранее должен выполнить несколько подработок.

Рекомендация: это изометрические упражнения, предназначенные для противопоставления одной группы мышц другой. Когда вы выполняете их, ключ к успеху - это идеальное исполнение.

ЦЕЛЬ: СИЛА & ТОНУС

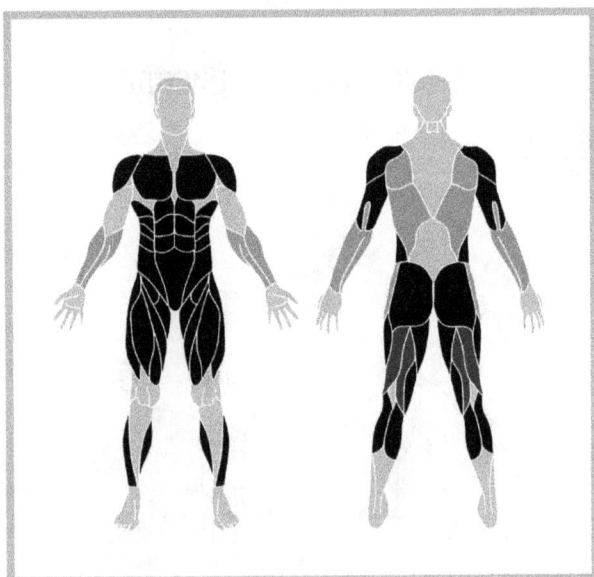

ГЕРКУЛЕС

ТРЕНИРОВКА ОТ DAREBEE © darebee.com

УРОВЕНЬ I 3 подхода **УРОВЕНЬ II** 5 подходов **УРОВЕНЬ III** 7 подходов **ОТДЫХ** до 2 мин

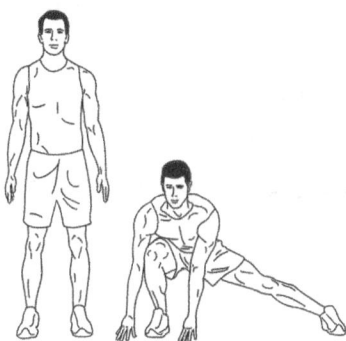

10 боковых выпадов

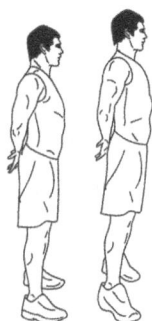

4 подъёма на носки

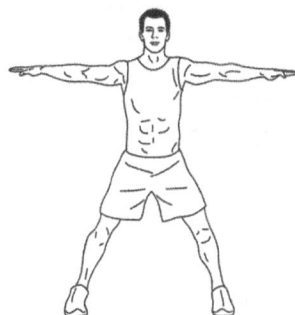

СЧИТАЯ ДО 10 удержание позы звезды

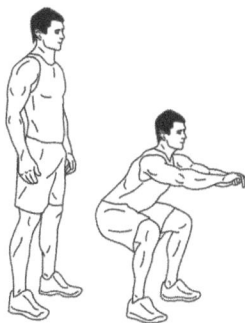

10 приседаний

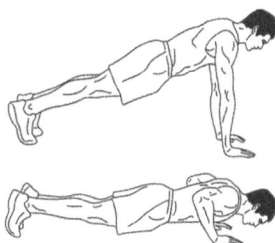

4 отжимания

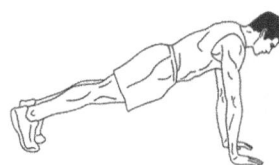

СЧИТАЯ ДО 10 удержание в планке

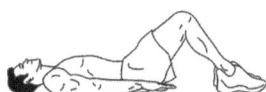

10 подъёмов корпуса

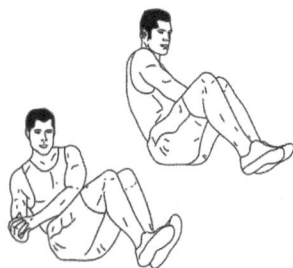

4 поворота торса

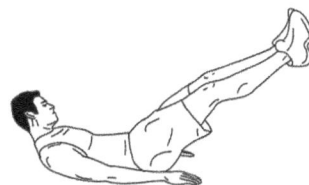

СЧИТАЯ ДО 10 удержание поднятых ног

59 СПИНА СОБСТВЕННОГО ИЗГОТОВЛЕНИЯ

Мышцы спины важны не только потому, что вам нужно что-то крепкое, чтобы опереться, когда вы ложитесь спать ночью, но и потому, что они обеспечивают все виды движений тела: от силы ударов, наносимых от бедра, до того, насколько хорошо вы выполняете тягу и отжимания, и насколько велика сила вашего броска над головой. Эта тренировка нацелена на все основные группы мышц спины, не забывая при этом о некоторых других, не менее важных частях тела.

ЦЕЛЬ: СИЛА & ТОНУС

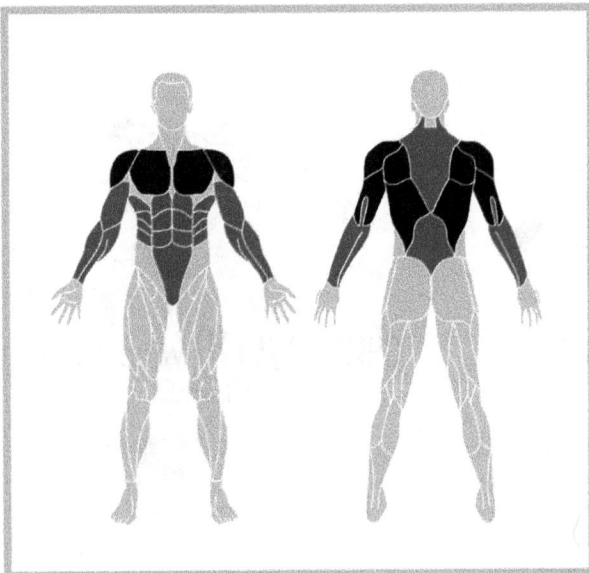

СПИНА

СОБСТВЕННОГО ИЗГОТОВЛЕНИЯ

ТРЕНИРОВКА ОТ DAREBEE
© darebee.com

Уровень I 3 подхода
Уровень II 5 подходов
Уровень III 7 подходов
Отдых до 2 минут

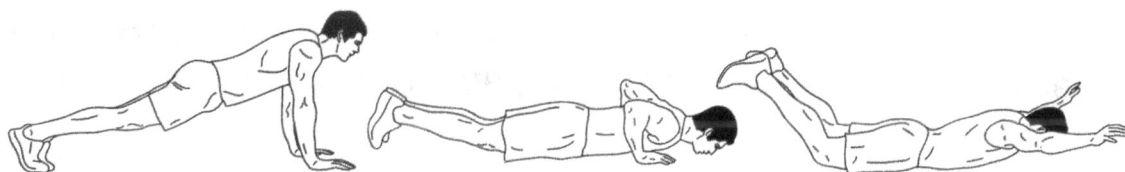

5 "драйвер" - отжимания

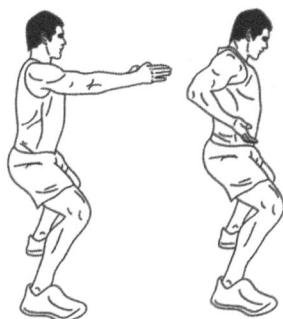

10 движений в сторону в полуприседе

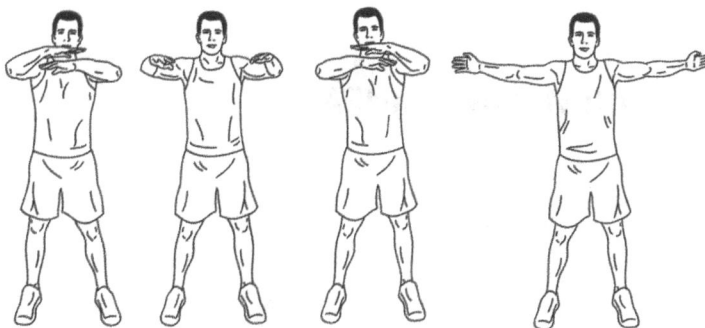

10 динамичных движений руками

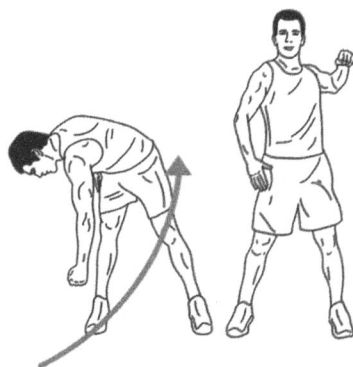

10 "газонокосильщиков"

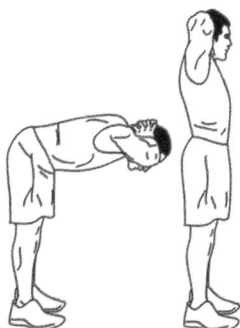

10 наклонов вперед

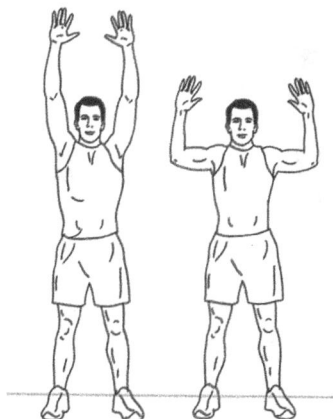

10 опусканий рук у стены

60 ПРЫГУН

Сильные ноги играют ключевую роль в высвобождении силы верхней части тела. Эта тренировка для тех, кто действительно хочет иметь «стальные» ноги.

Рекомендация: для максимального результата во время всех прыжковых упражнений держите тело прямо и по центру над ступнями.

ЦЕЛЬ: СЖИГАНИЕ ЖИРА

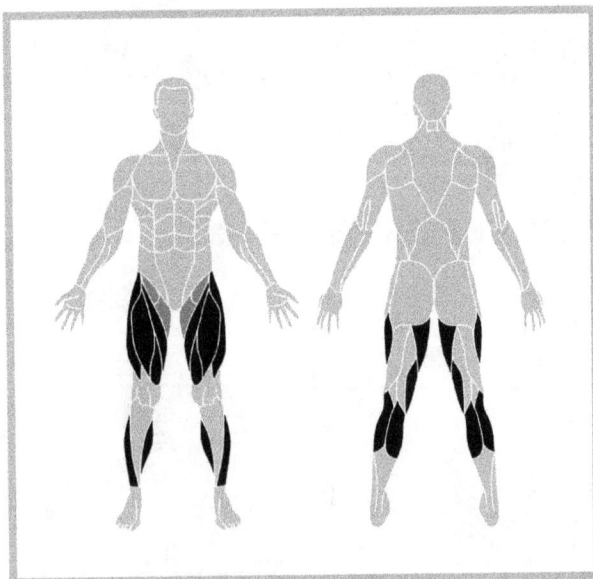

ПРЫГУН

ТРЕНИРОВКА ОТ DAREBEE © darebee.com

УРОВЕНЬ I 3 подхода **УРОВЕНЬ II** 5 подходов **УРОВЕНЬ III** 7 подходов **ОТДЫХ** до 2 мин

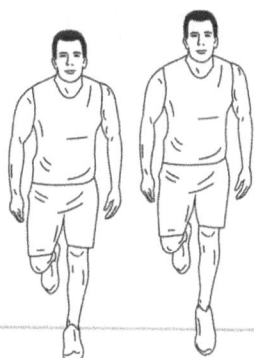

10 прыжков на одной ноге

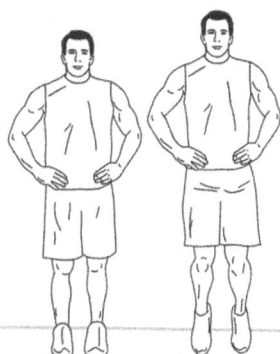

10 прыжков на двух ногах

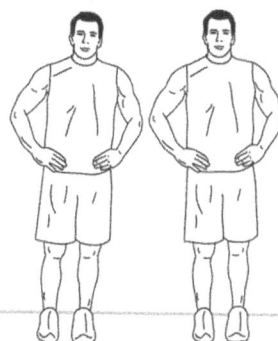

10 прыжков из стороны в сторону на двух ногах

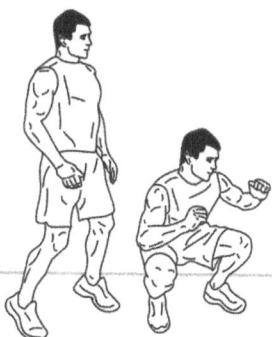

10 двойной подскок + приседание

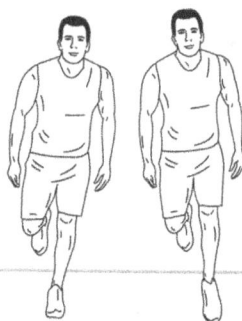

10 прыжков из стороны в сторону на одной ноге

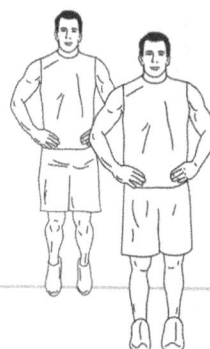

10 прыжков вперед & назад на двух ногах

61 ОХОТНИЦА

В древнегреческой мифологии Диана была богиней охоты. Она была в отличной физической форме для того, чтобы бегать со своими собаками и ловить оленей. Тренировка Охотница может не совсем поставить вас с ней в одну лигу, но вы определенно заметите изменения, если продолжите делать ее некоторое время. Эта тренировка - испытание для мышц всего тела, которая также улучшает работу вашей системы кровообращения и дыхания.

ЦЕЛЬ: СЖИГАНИЕ ЖИРА

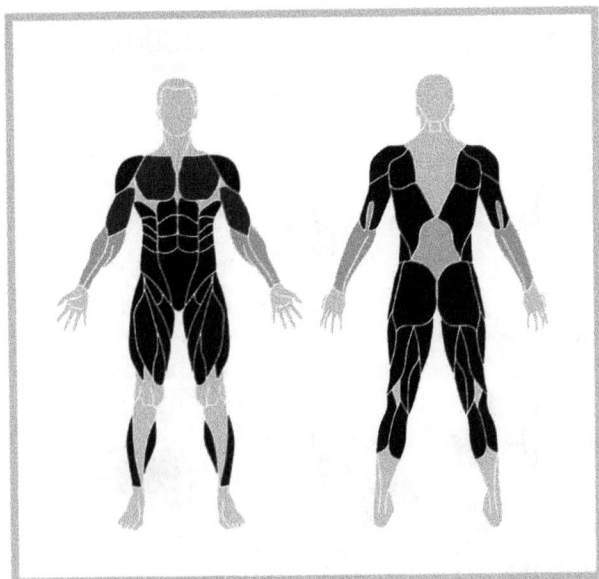

ОХОТНИЦА

ТРЕНИРОВКА ОТ DAREBEE © darebee.com

УРОВЕНЬ I 3 подхода **УРОВЕНЬ II** 5 подходов **УРОВЕНЬ III** 7 подходов **ОТДЫХ** до 2 мин

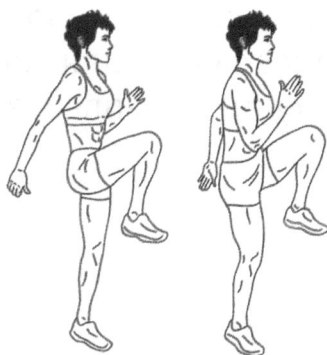

20 высоких подъемов колена

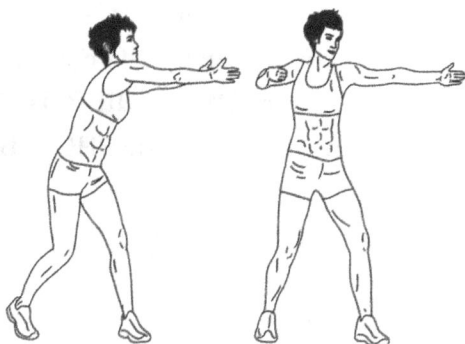

20 движений "лучник"

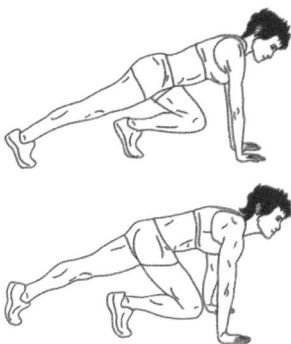

10 "скалолазов"

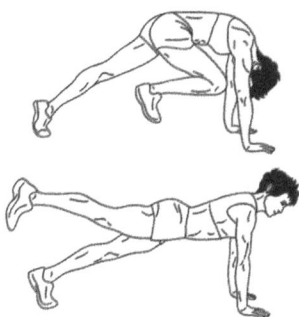

10 ударов ногой назад

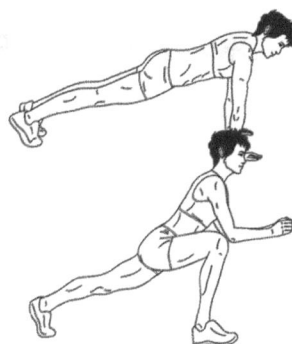

10 планок с переходом в выпад

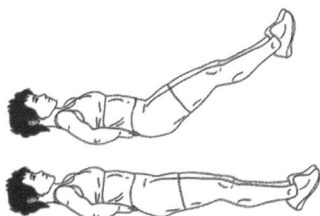

10 подъемов ног

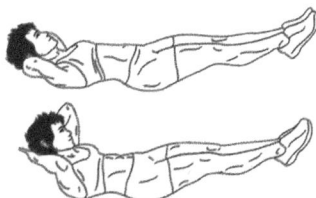

10 скручиваний (ноги приподняты)

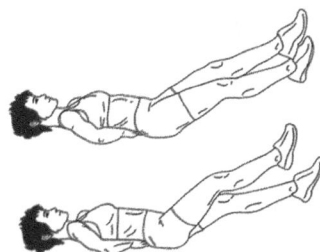

10 "ножниц"

62 БЕСКОНЕЧНОСТЬ

Хотя вы, возможно, никогда не сможете выйти за пределы бесконечности, вы сможете почувствовать нечто подобное, если сделаете эту тренировку до конца. Она предназначена для того, чтобы помочь вам освободить ваше тело, поскольку вы укрепляете мышцы, которые обеспечивают плавность движений.

ЦЕЛЬ: СЖИГАНИЕ ЖИРА

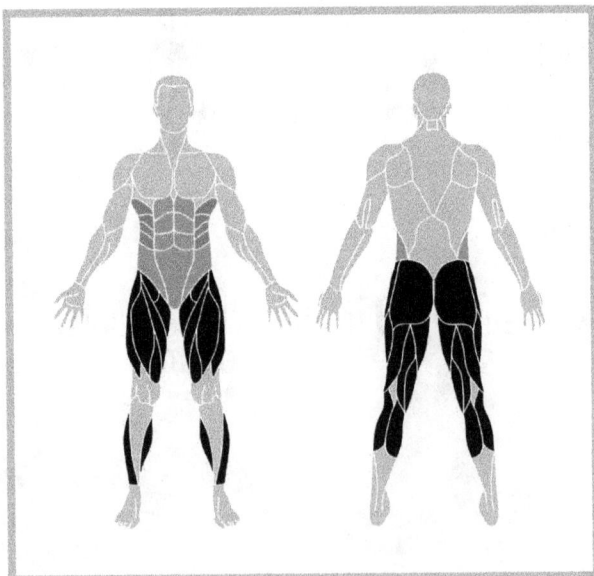

ОХОТНИЦА

ТРЕНИРОВКА ОТ DAREBEE © darebee.com

УРОВЕНЬ I 3 подхода **УРОВЕНЬ II** 5 подходов **УРОВЕНЬ III** 7 подходов **ОТДЫХ** до 2 мин

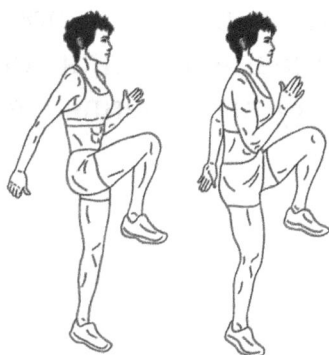

20 высоких подъемов колена

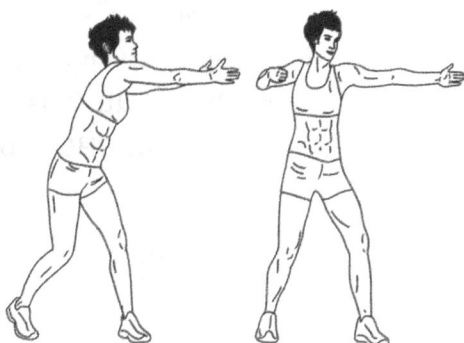

20 движений "лучник"

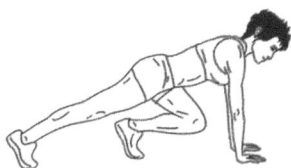

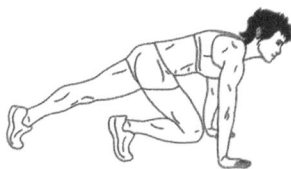

10 "скалолазов"

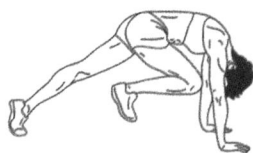

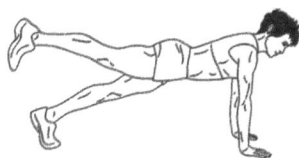

10 ударов ногой назад

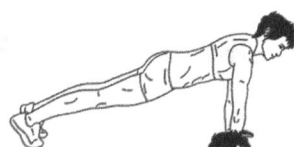

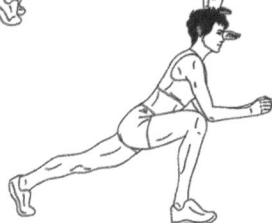

10 планок с переходом в выпад

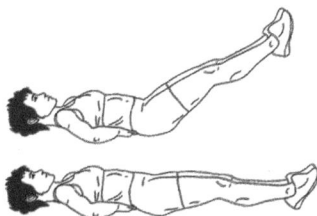

10 подъемов ног

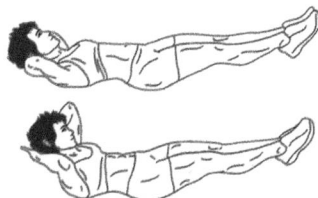

10 скручиваний (ноги приподняты)

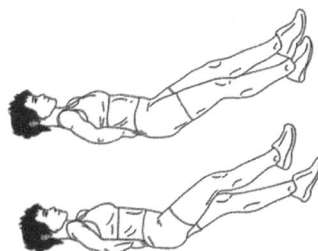

10 "ножниц"

62 БЕСКОНЕЧНОСТЬ

Хотя вы, возможно, никогда не сможете выйти за пределы бесконечности, вы сможете почувствовать нечто подобное, если сделаете эту тренировку до конца. Она предназначена для того, чтобы помочь вам освободить ваше тело, поскольку вы укрепляете мышцы, которые обеспечивают плавность движений.

ЦЕЛЬ: СЖИГАНИЕ ЖИРА

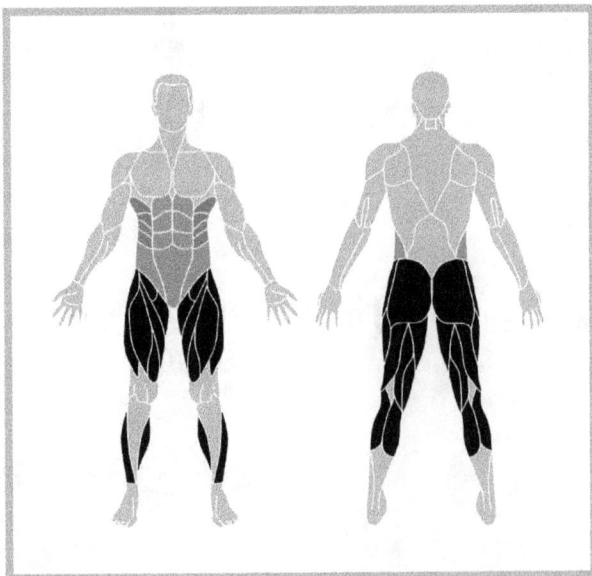

БЕСКОНЕЧНОСТЬ

ТРЕНИРОВКА ОТ DAREBEE © darebee.com

УРОВЕНЬ I 3 подхода **УРОВЕНЬ II** 5 подходов **УРОВЕНЬ III** 7 подходов **ОТДЫХ** до 2 мин

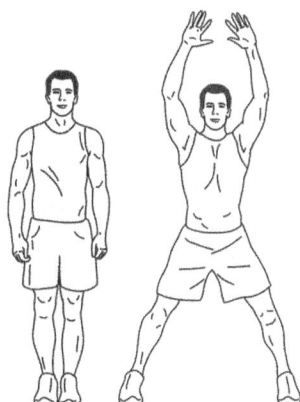

10 прыжков "ноги вместе, ноги врозь"

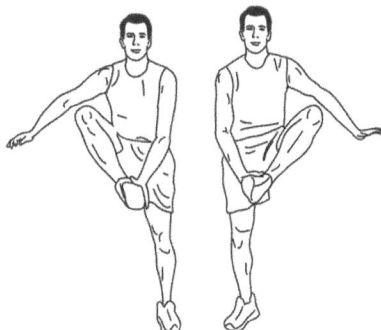

10 прыжков с касанием стопы

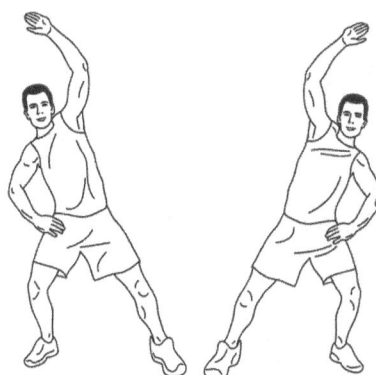

4 прыжка с наклоном в сторону

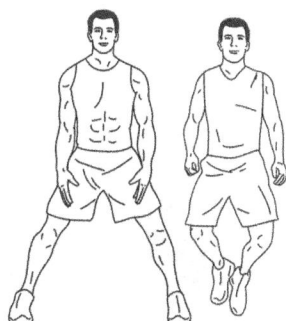

4 прыжка с хлопком ступнями

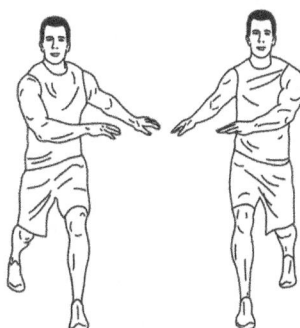

10 прыжков с поворотом торса

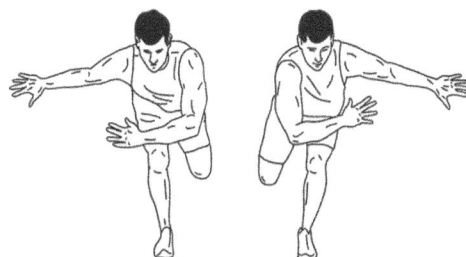

4 прыжка из стороны в сторону

63 ПЛЮЩ

Без работы тело не станет сильным и гибким. Чтобы добиться результатов, которые привлекают внимание, требуется постоянная работа. Тренировка Плющ разработана для того, чтобы улучшить стабильность совместной работы множества групп мышц и получить более быстрые результаты. Когда есть эффективность, то результаты говорят сами за себя. Эта тренировка просто поможет вам развить силу и мощь грациозно.

ЦЕЛЬ: СИЛА & ТОНУС

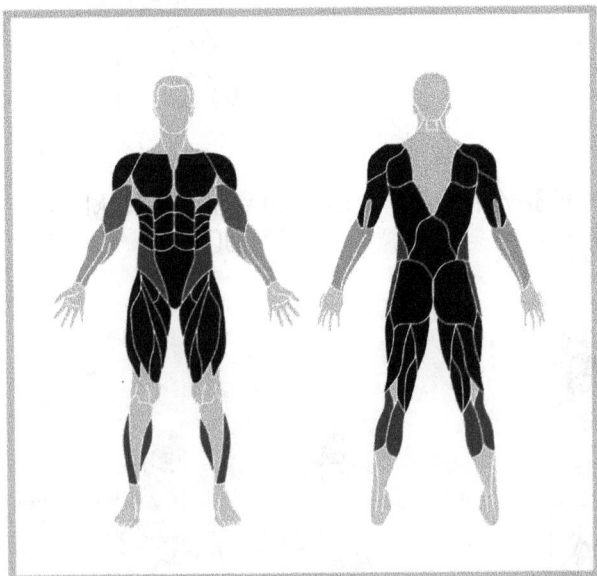

Плюш

ТРЕНИРОВКА ОТ DAREBEE
© darebee.com

УРОВЕНЬ I 3 подхода
УРОВЕНЬ II 5 подходов
УРОВЕНЬ III 7 подходов
ОТДЫХ до 2 минут

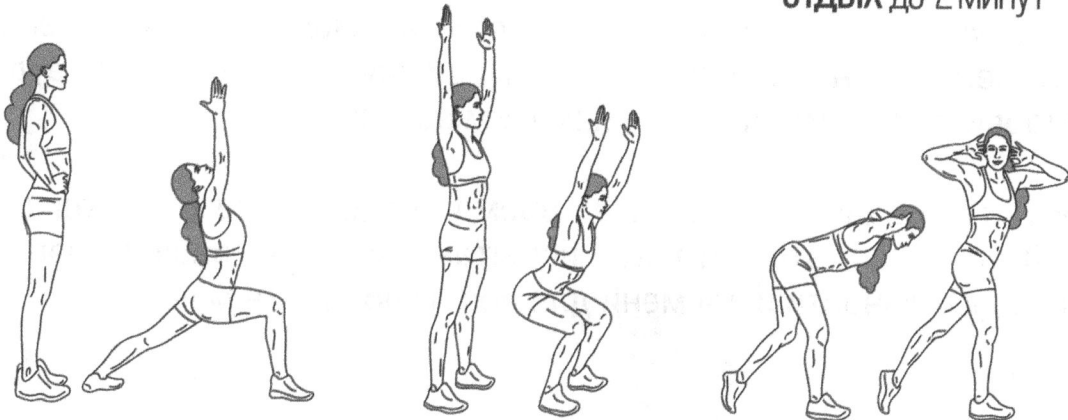

10 высоких выпадов   **5** высоких приседаний   **10** скручиваний стоя

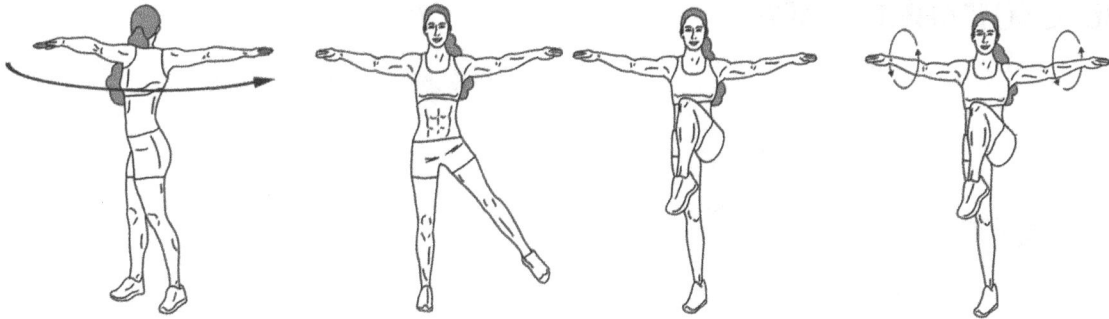

10 поворотов торса   **10** отведений ноги в сторону с подъемом колена   **10** кругов руками в стойке на одной ноге

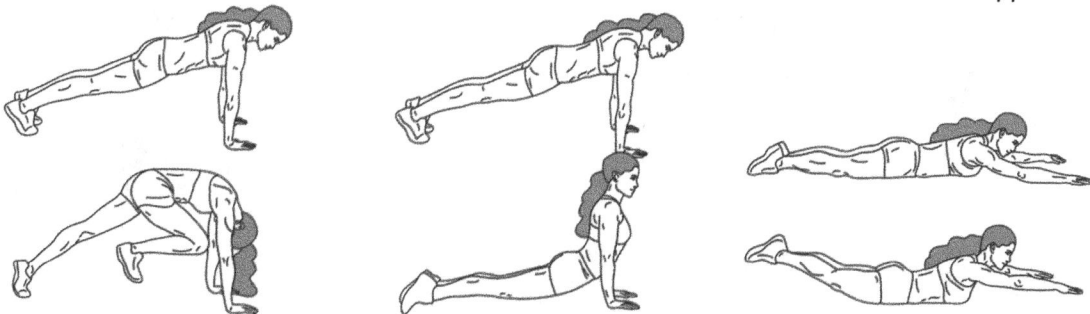

10 движений коленом в планке   **5** поз "собака мордой вверх"   **5** растяжек "супервумен"

ПИРАМИДА ДЖЕКА

Некоторые тренировки предназначены только для того, чтобы сделать упор на «работу». Без работы не может быть изменений. Без изменений не может быть улучшения. И улучшения будут с тренировкой Пирамида Джека... И этим все сказано.

Усложните задачу: сократите время отдыха между подходами до 60 секунд, это станет испытанием для вашей аэробной производительности и времени для восстановления мышц.

ЦЕЛЬ: СЖИГАНИЕ ЖИРА

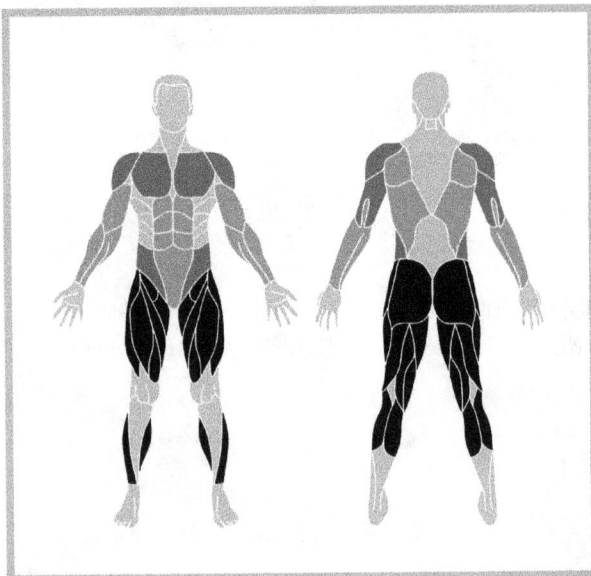

ПИРАМИДА ДЖЕКА

ТРЕНИРОВКА ОТ DAREBEE © darebee.com

УРОВЕНЬ I 3 подхода УРОВЕНЬ II 5 подходов УРОВЕНЬ III 7 подходов ОТДЫХ до 2 мин

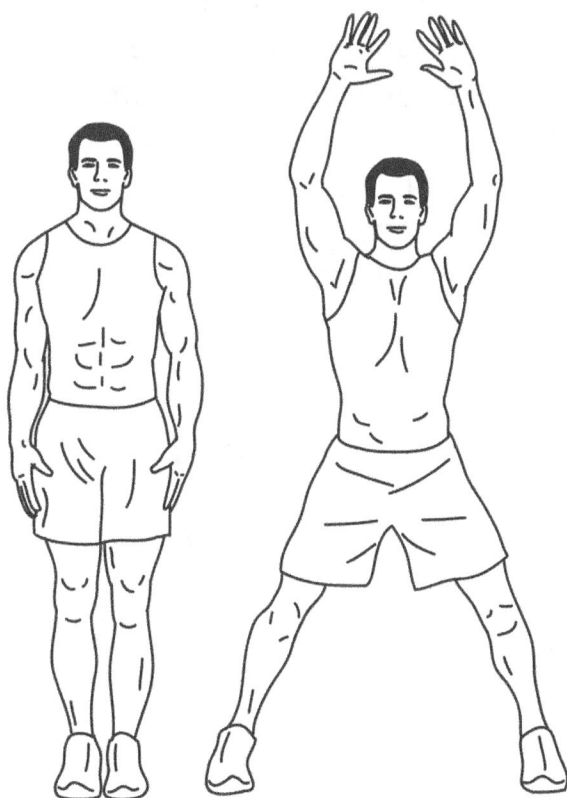

10 прыжков "ноги вместе, ноги врозь"

считая до 10 отдых

15 прыжков "ноги вместе, ноги врозь"

считая до 10 отдых

20 прыжков "ноги вместе, ноги врозь"

считая до 10 отдых

25 прыжков "ноги вместе, ноги врозь"

считая до 10 отдых

20 прыжков "ноги вместе, ноги врозь"

считая до 10 отдых

15 прыжков "ноги вместе, ноги врозь"

считая до 10 отдых

10 прыжков "ноги вместе, ноги врозь"

НИЗКОУДАРНАЯ АЛЬТЕРНАТИВА
ШАГИ В СТОРОНУ

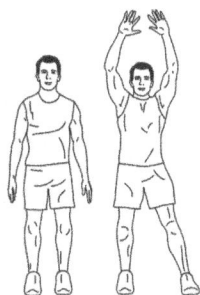

ТРЕНИРОВКА КОЛЕН

Колени получают удары еще до того, как стрела их нашла. Поскольку колено представляет собой синовиальный сустав шарнирного типа, он представляет собой уровень сложности, недоступный для других суставов. Тренировка окружающих мышц имеет решающее значение для достижения стабильности суставов и предотвращения травм. Если вам не посчастливилось и вы получили здесь травму, упражнения помогут увеличить скорость реабилитации коленного сустава (при условии, что вы не находитесь на одной из стадий травмы, требующей оперативного вмешательства). Эти упражнения призваны помочь сохранить диапазон движений, на который способен здоровый коленный сустав. Они также могут работать в качестве профилактических мер, чтобы избежать травм колена.

ЦЕЛЬ: РАСТЯЖКА

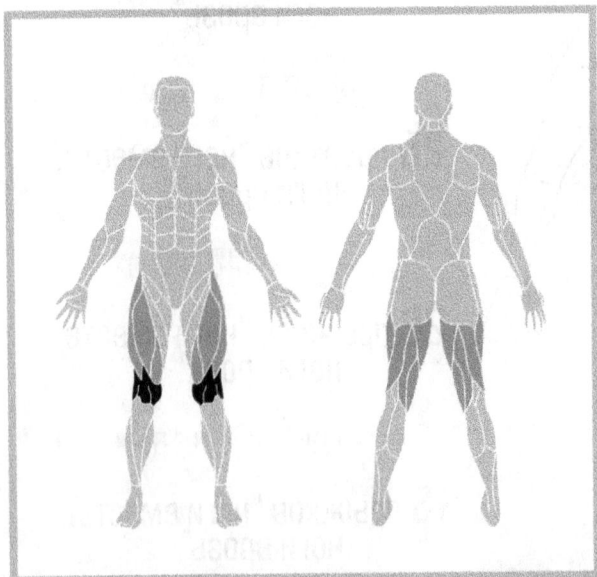

ТРЕНИРОВКА
КОЛЕН

ТРЕНИРОВКА ОТ
© darebee.com
УРОВЕНЬ I 3 подхода
УРОВЕНЬ II 5 подходов
УРОВЕНЬ III 7 подходов
ОТДЫХ до 2 мин

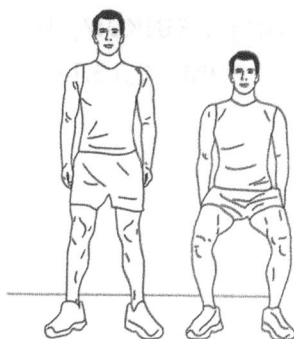

10 полуприседов у стены

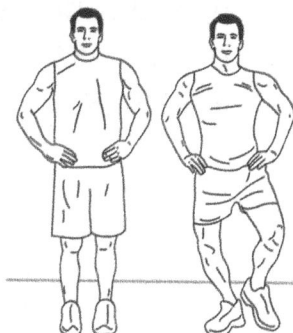

10 полуприседов на одной ноге

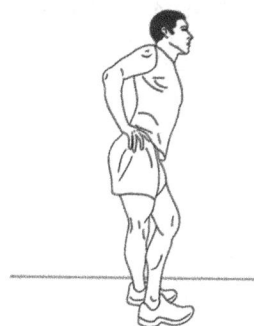

30сек наклоны в сторону со скрещенными ногами

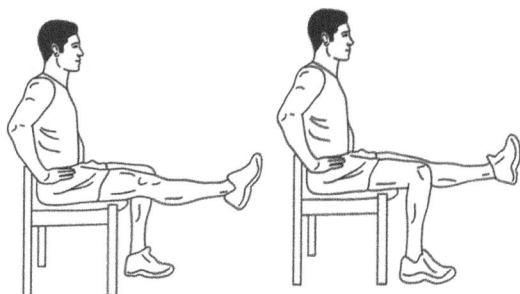

10 подъемов ноги

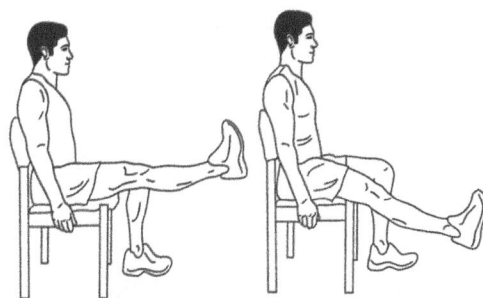

20 движений ногой вверх & вниз

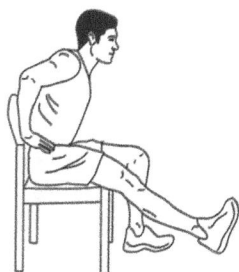

30сек растяжка подколенного сухожилия

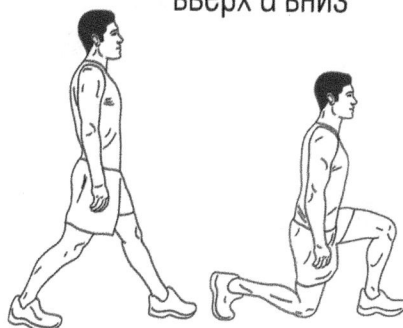

10 выпадов на месте

66 ДЕЛАЕМ НОГИ КРЕПЧЕ

Ноги - это то, что вам нужно, когда вы хотите убежать (например, от зомби, оборотней или вампиров), и они также полезны в повседневной жизни, потому что мы все еще ходим пешком, чтобы добраться до места. Эта тренировка поможет вам сделать их сильными и способными выполнять любые действия.

ЦЕЛЬ: СИЛА & ТОНУС

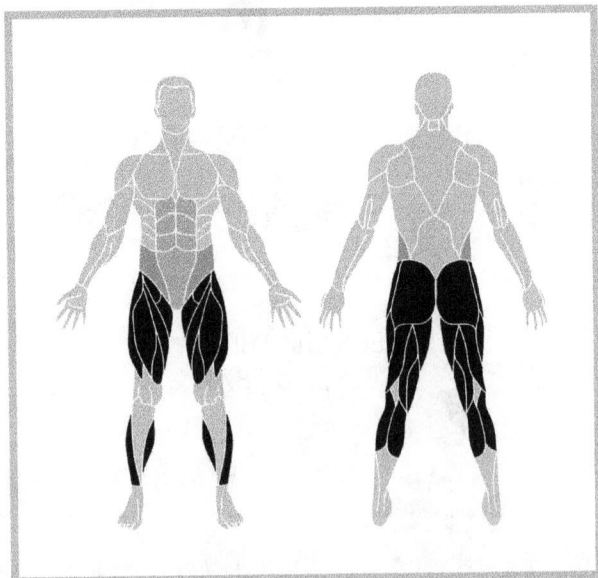

ДЕЛАЕМ НОГИ КРЕПЧЕ

ТРЕНИРОВКА
ОТ DAREBEE
© darebee.com

УРОВЕНЬ I 3 подхода
УРОВЕНЬ II 4 подхода
УРОВЕНЬ III 5 подходов
ОТДЫХ до 2 мин

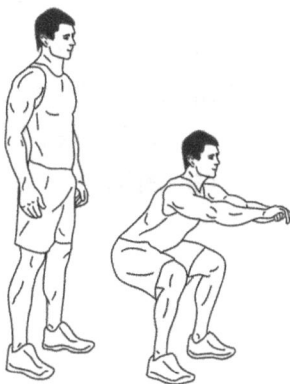

10 приседаний

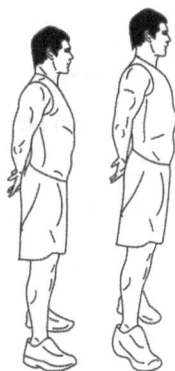

10 подъемов на носки

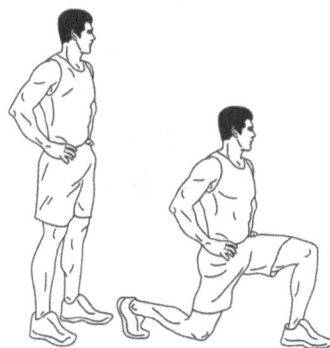

10 выпадов

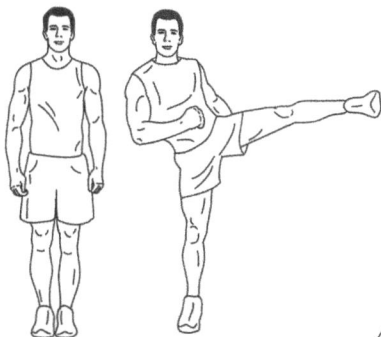

20 подъемов ноги в сторону

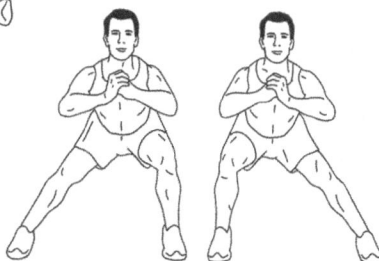

10 выпадов из стороны в сторону

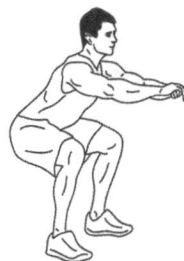

считая до 10 удержание в приседе

ПЕТЛЯ

Если вы хотите иметь энергию Кролика Энерджайзер, эта тренировка подарит вам правильный заряд. Каждое упражнение перетекает в следующее, так что вы тренируетесь без перерыва, в стабильном темпе, пока вы... ну... не упадете от усталости или не истечет отведенное время (в зависимости от того, что наступит раньше).

Совет: здесь главное - темп. Начнете слишком быстро, и вы сгорите раньше, чем время истечет. Двигаетесь слишком медленно, и в конечном итоге, в баке будет больше топлива, чем вам действительно нужно. Так что найдите темп, который, по вашему мнению, вы сможете поддерживать, и не обращайте внимания на жжение в мышцах. Это хорошо для вас.

ЦЕЛЬ: СИЛА & ТОНУС

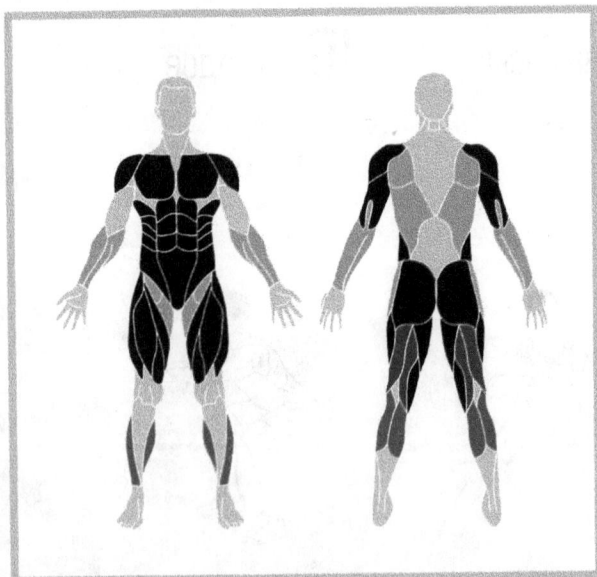

петля

ТРЕНИРОВКА ОТ DAREBEE © darebee.com

установите таймер на **10 минут** и повторяйте комплекс пока не истечет время

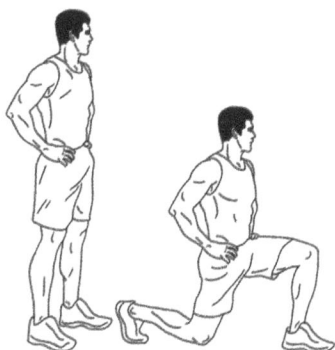

10 выпадов

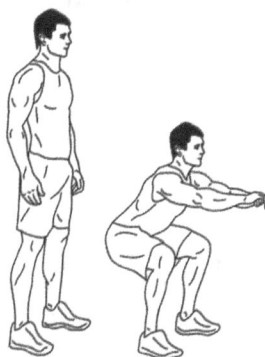

10 приседаний

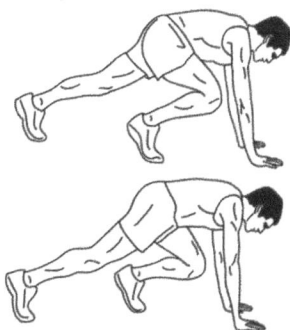

10 "скалолазов"

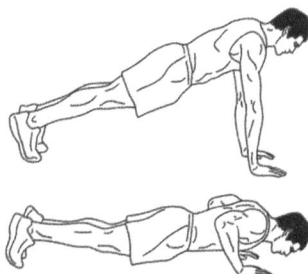

2 отжимания

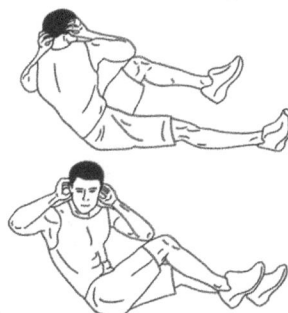

10 скручиваний
"локоть к колену"

68 ТРЕНИРУЕМ НИЖНЮЮ ЧАСТЬ СПИНЫ

Инструкции: задержитесь в растяжке на один глубокий вдох и вернитесь в исходное положение. Повторяйте каждое движение без отдыха одно за другим, пока подход не будет завершен. Сделайте перерыв до 2 минут и повторите весь подход снова, всего 3 раза. Учтите, что при наличии серьезных проблем в нижней части спины, до начала выполнения любых упражнений на эту зону, вы должны посоветоваться с вашим врачом.

ЦЕЛЬ: РАСТЯЖКА

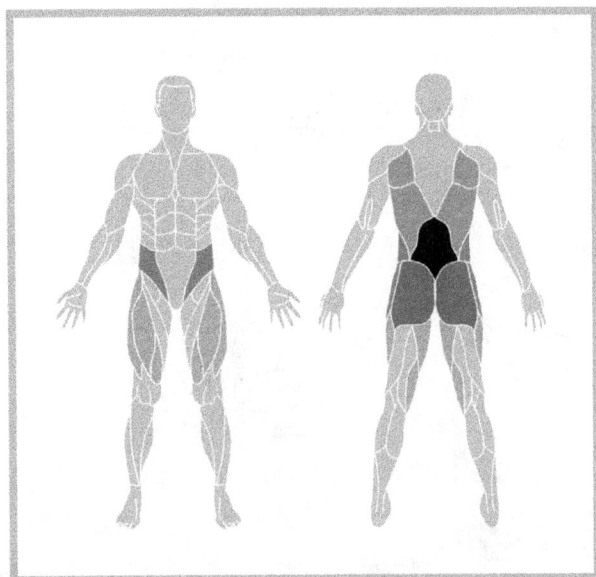

ТРЕНИРУЕМ НИЖНЮЮ ЧАСТЬ СПИНЫ

РЕАБИЛИТАЦИОННАЯ ТРЕНИРОВКА ОТ DAREBEE © darebee.com

3 подхода | отдых 2 минуты

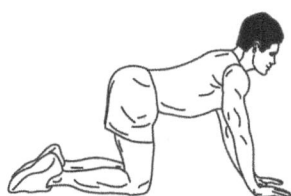
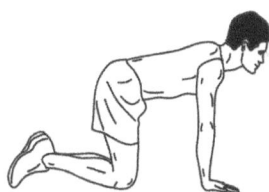
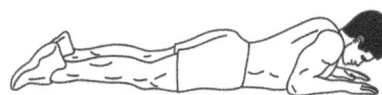
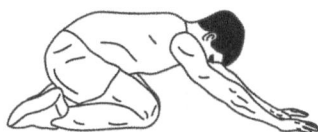
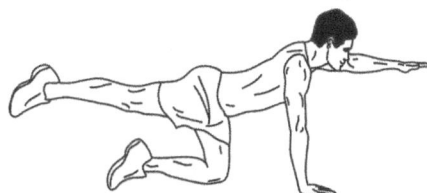
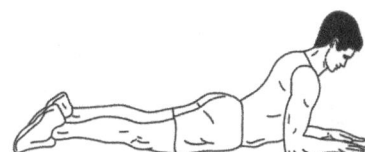

5 поз ребенка   **10** подъемов руки и ноги   **5** поз сфинкса

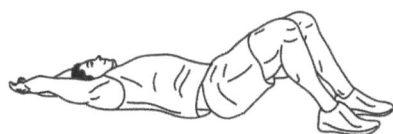
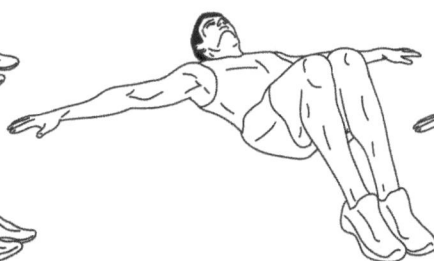
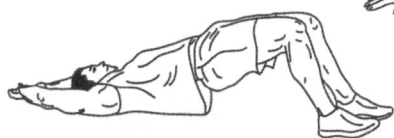
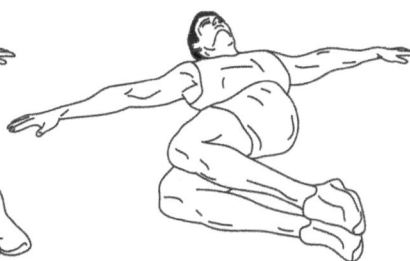

10 мостиков   **10** поворотов согнутых ног

ДАВАЙ, ПОРАДУЙ МЕНЯ

Если вы хотите двигаться быстро, быстро менять направление, сражаться с невероятной эффективностью, тогда вам нужно либо переместиться на планету с более низкой гравитацией, либо уменьшить массу своего тела, фактически сделав себя легче. Эта тренировка делает именно это, помогая вам почувствовать себя легче. Последовательные упражнения заставляют ваш вес противостоять силе тяжести, и вам, в конечном итоге, становится трудно дышать. Данная тренировка не подходит для новичков. Опять же, если вы дочитали до этого места, то вы, скорее всего, не новичок.

Дополнительный балл: 1 минута отдыха между подходами.

ЦЕЛЬ: СЖИГАНИЕ ЖИРА

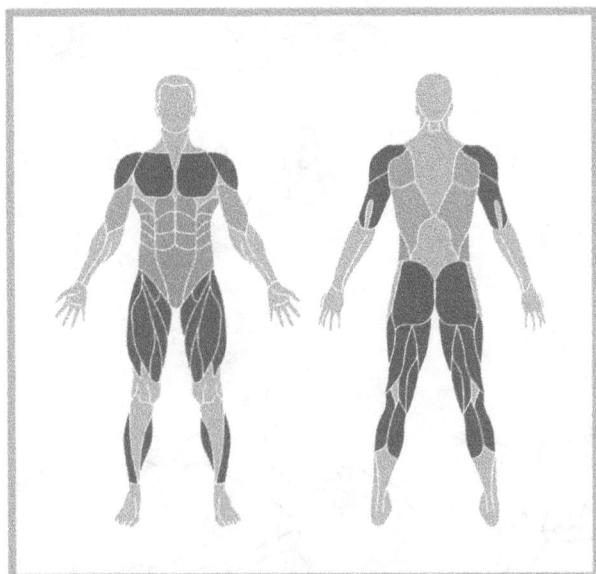

ДАВАЙ, ПОРАДУЙ МЕНЯ!

ТРЕНИРОВКА ОТ DAREBEE
© darebee.com

УРОВЕНЬ I 3 подхода
УРОВЕНЬ II 5 подходов
УРОВЕНЬ III 7 подходов
отдых до 2 минут
между подходами

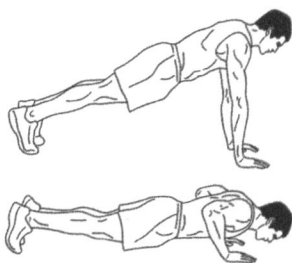

2 отжимания

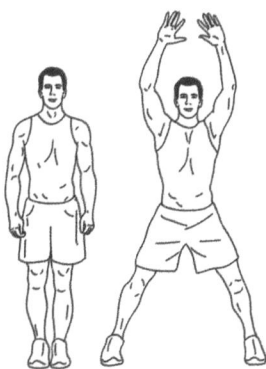

10 прыжков "ноги вместе, ноги врозь"

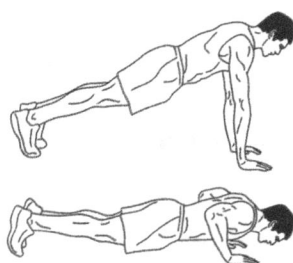

2 отжимания

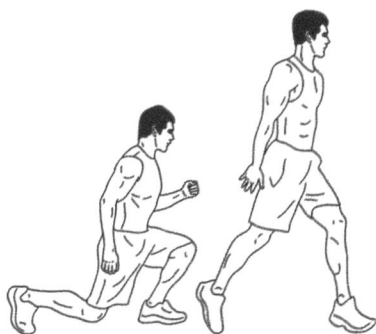

10 выпадов с прыжком

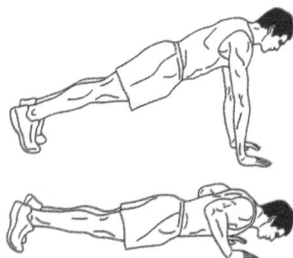

2 отжимания

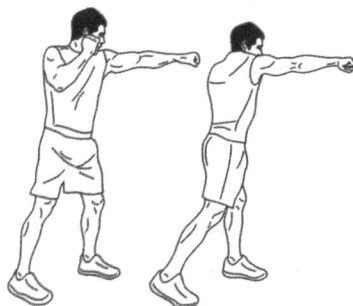

10 прямых ударов

70 БОЛЬШОЙ ВЗРЫВ

Разработанная, чтобы помочь вам штурмовать холмы и мчаться по равнинам, эта тренировка для тех, кто хочет раскрыть всю мощь нижней части тела.

Подсказка: независимо от скорости движений и жжения в мышцах, сделайте усилие и пройдите все до конца.

ЦЕЛЬ: СЖИГАНИЕ ЖИРА, ВИИТ

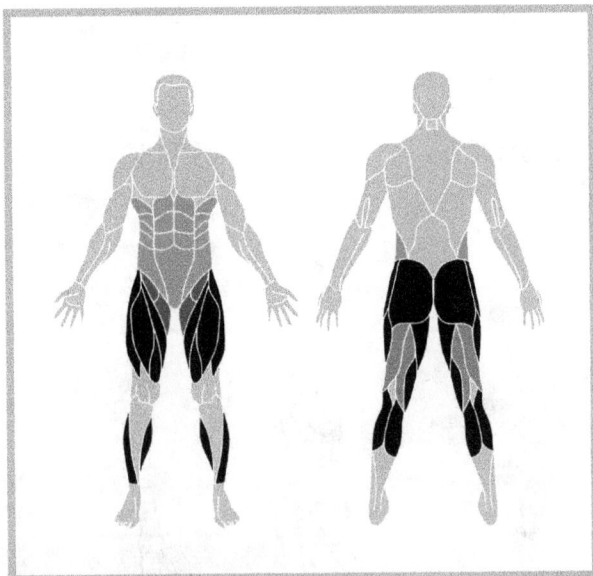

БОЛЬШОЙ
ВЗРЫВ!

DAREBEE ВИИТ ТРЕНИРОВКА © darebee.com

Уровень I 3 подхода Уровень II 5 подходов Уровень III 7 подходов | 2 мин отдых

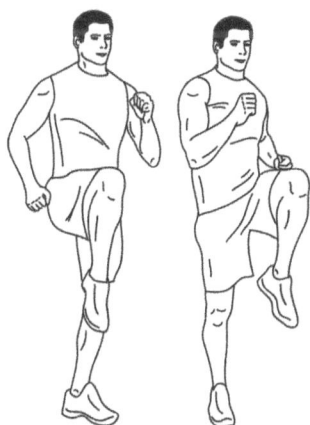

15сек высокие подъемы колена

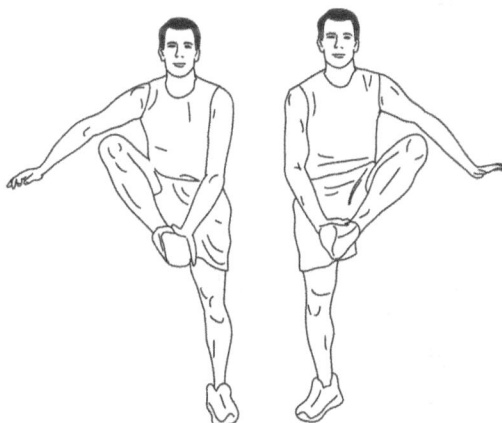

15сек прыжки с касанием стопы

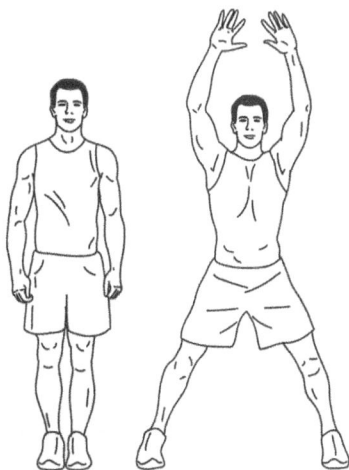

15сек прыжки "ноги вместе, ноги врозь"

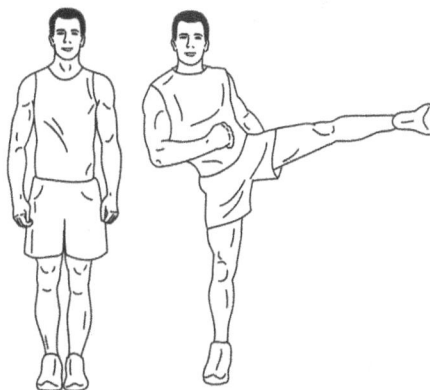

15сек подъемы ноги в сторону

МАСТЕР ПАК

Когда вы говорите о шести кубиках, на самом деле вы имеете в виду больше групп мышц, чем одна. Брюшной пресс состоит из четырех различных групп мышц: поперечных мышцы живота (также называемой кором), внешней косой мышцы живота, внутренней косой мышцы живота, прямой мышцы живота (которую также легко разделить на верхнюю и нижнюю части живота). Тренировка Мастер Пак позаботится обо всех них.

ЦЕЛЬ: ПРЕСС

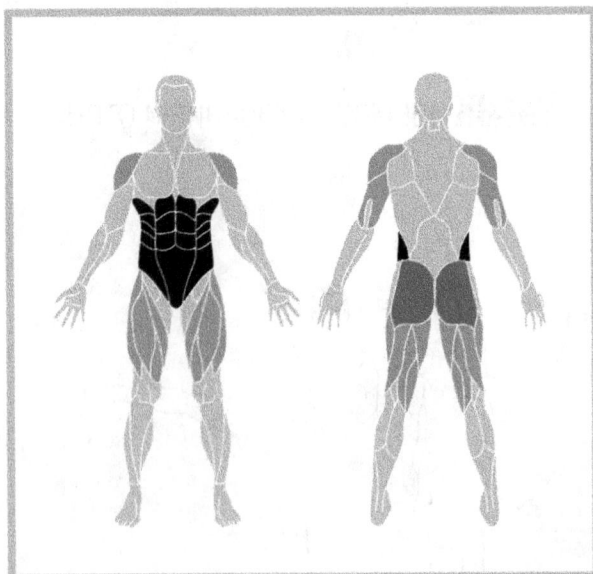

МАСТЕР ПАК

ТРЕНИРОВКА ОТ DAREBEE © darebee.com

УРОВЕНЬ I 3 подхода **УРОВЕНЬ II** 4 подхода **УРОВЕНЬ III** 5 подходов **ОТДЫХ** до 2 мин

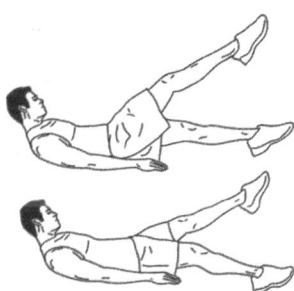

10 махов ногами

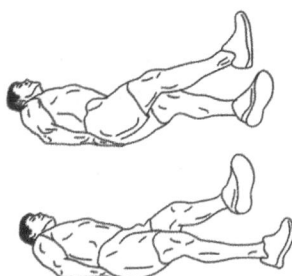

4 "ножниц"

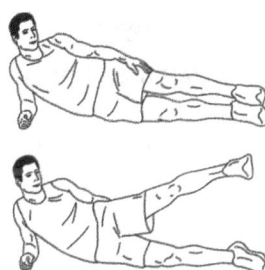

20 подъемов ноги лежа на боку

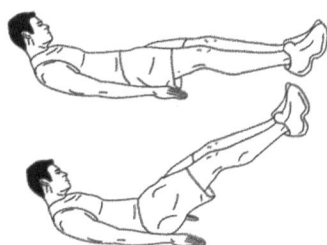

10 подъемов ног

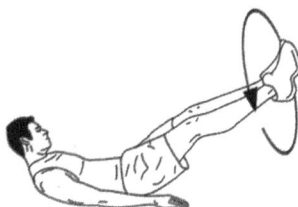

4 круга ногами

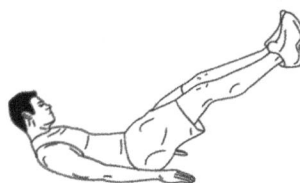

считая до 10 удержание

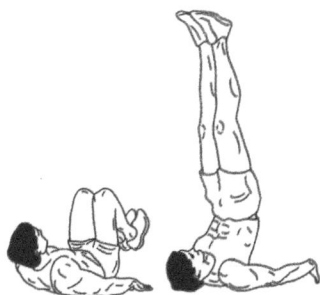

10 рывков ногами вверх

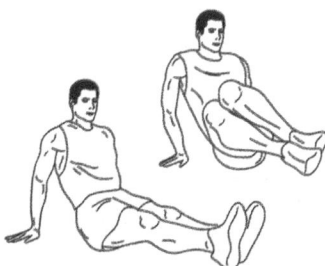

4 поворота с выпрямлением ног

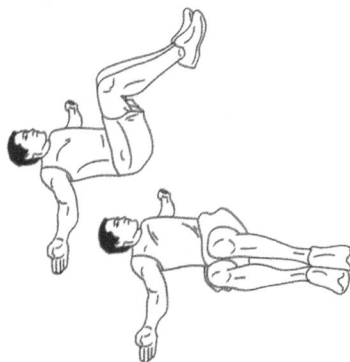

10 поворотов согнутых в коленях ног

72 МАКСИМУС

Будьте готовы командовать Легионами Севера, подготовившись к тренировке Максимус. Ваше тело почувствует себя готовым к бою, и если вы окажетесь в пыльном поле, в окружении толпы с гладиусом в руке, не удивляйтесь, потому что теперь вы — гладиатор.

ЦЕЛЬ: СИЛА & ТОНУС

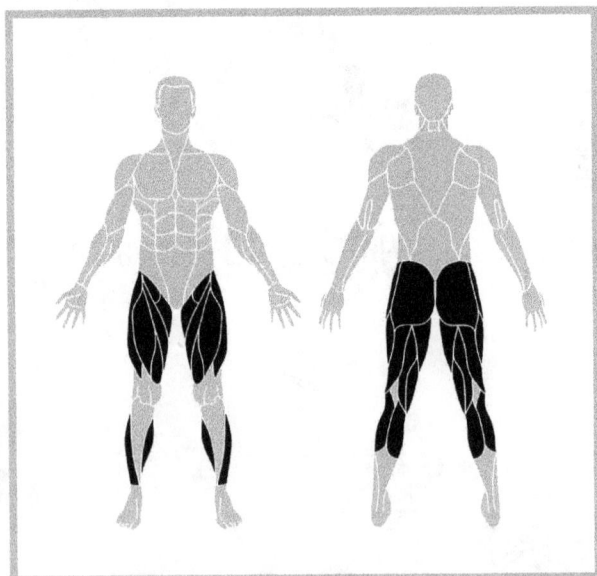

максимус

ТРЕНИРОВКА ОТ DAREBEE © darebee.com

УРОВЕНЬ I 3 подхода **УРОВЕНЬ II** 4 подхода **УРОВЕНЬ III** 5 подходов **ОТДЫХ** до 2 мин

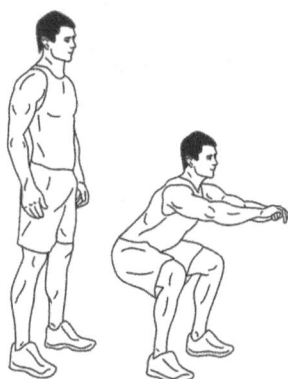

10 приседаний   **5** подъемов на носки   **10** приседаний

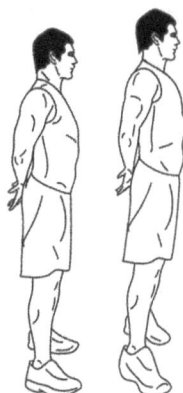

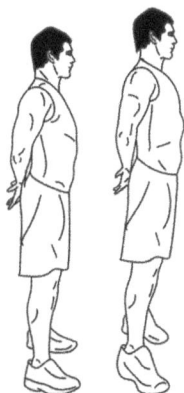

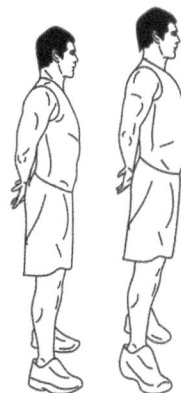

5 подъемов на носки   **10** выпадов   **5** подъемов на носки

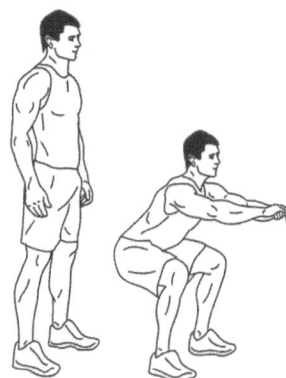

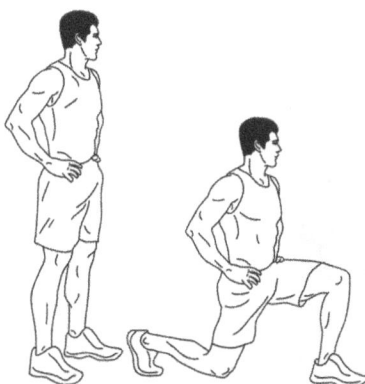

73 ВЕЧЕР КИНО

Вы знаете то чувство, когда все, что вам хочется, это сидеть дома и смотреть что-то по телевизору? Внешний мир перестает существовать, но это не значит, что ваше стремление к фитнесу должно исчезнуть. Наоборот, на самом деле. Вот шанс превратить диван в детскую площадку и сделать вечерний фильм вашим помощником для фитнеса. Если вы хотите совместить приятное с полезным,то это - идеальный способ начать. Так что не откажите себе в удовольствии, посмотрите фильм и расслабьтесь дома, но не забудьте подсчитывать повторения.

Рекомендация: это отличная тренировка для укрепления сухожилий без лишних усилий. Если вы действительно хотите проверить себя, сократите время отдыха между подходами до 30 секунд и приготовьтесь почувствовать жжение в мышцах.

ЦЕЛЬ: СЖИГАНИЕ ЖИРА

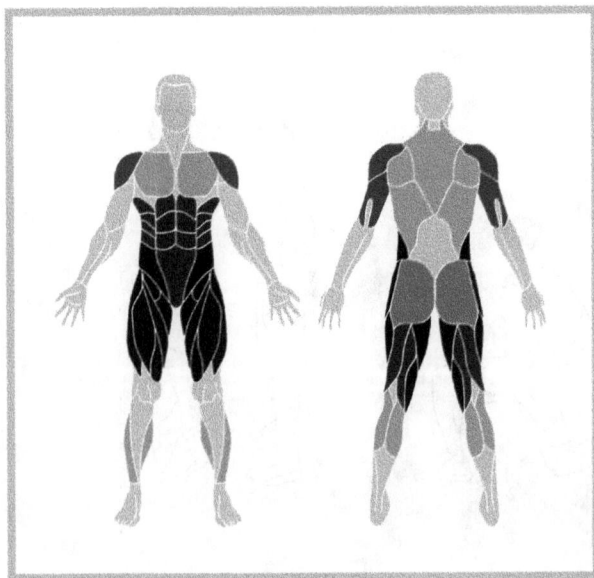

ВЕЧЕР КИНО

ТРЕНИРОВКА ОТ DAREBEE © darebee.com
Повторить 3 раза | до 2 минут отдыха между подходами
либо каждые 20 минут в течение фильма

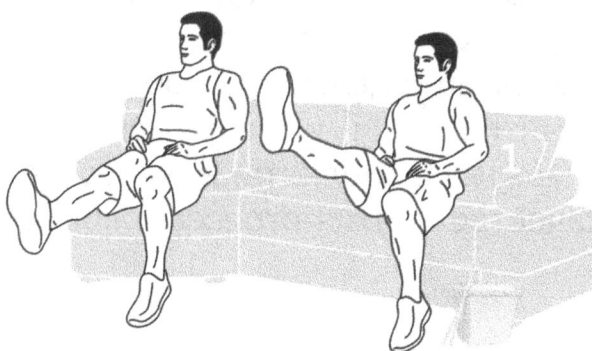

10 махов ногами

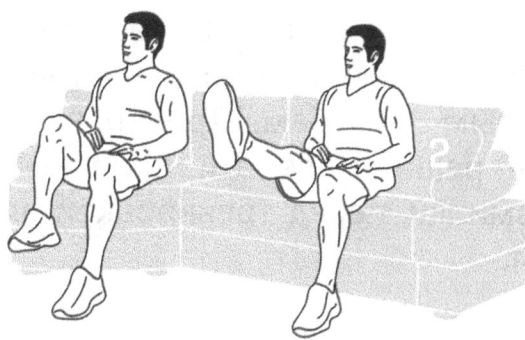

10 фронтальных ударов ногой

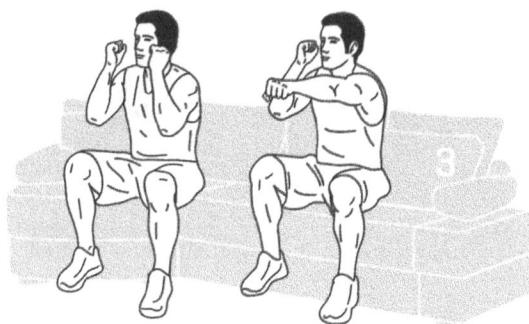

20 фронтальных ударов кулаком

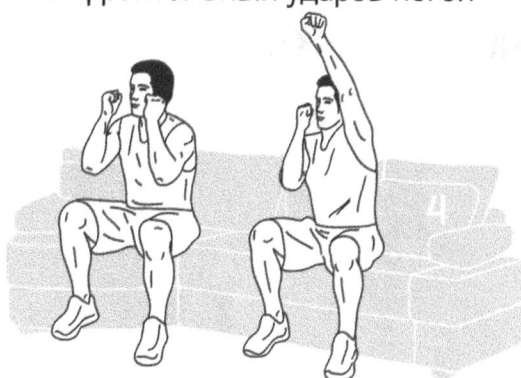

20 ударов кулаком вверх

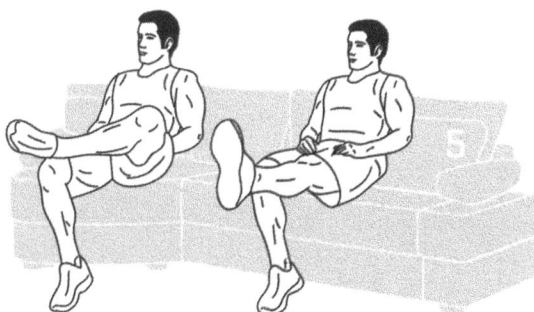

10 касаний колена стопой

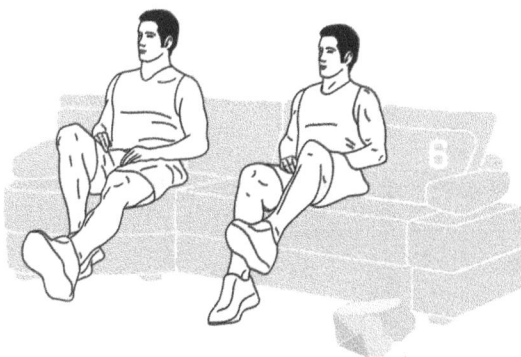

10 движений "велосипед"

ТРЕНИРОВКА ШЕИ

Боль в шее - одна из самых распространенных жалоб в обществе, в котором существует цифровая технология. Время, проведенное перед экранами или другими устройствами, недостаточное внимание к мышцам шеи во время тренировок и слишком мало времени, которое можно потратить на эту группу мышц в целом, способствуют частым жалобам. Тренировка для снятия боли и напряжения в шее решает все эти проблемы. Ее можно выполнять в качестве разминки, перед тренировкой или в качестве снятия стресса в конце дня.

ЦЕЛЬ: РАСТЯЖКА

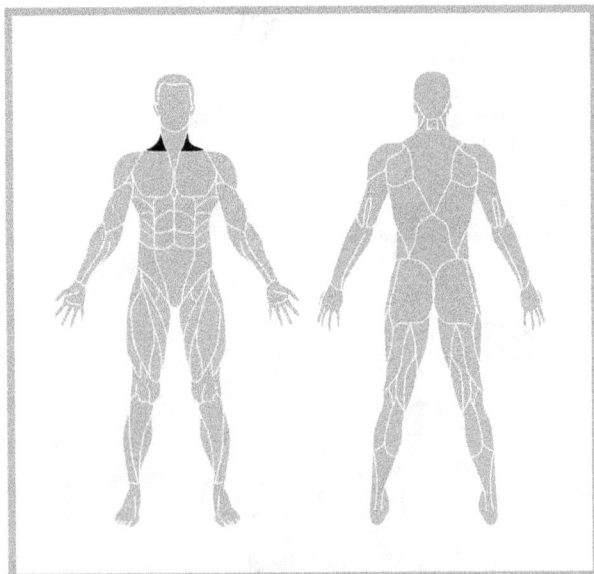

ТРЕНИРОВКА
ШЕИ

ТРЕНИРОВКА ОТ DAREBEE
© darebee.com
3 подхода | отдых 2 мин

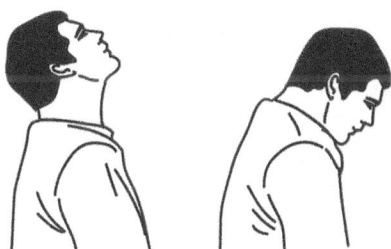

10 наклонов вперед и назад

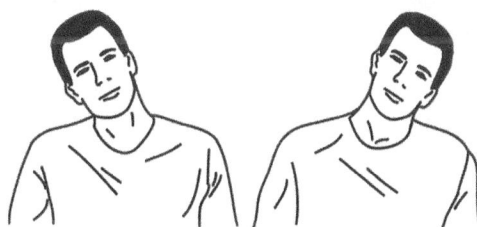

10 наклонов в сторону

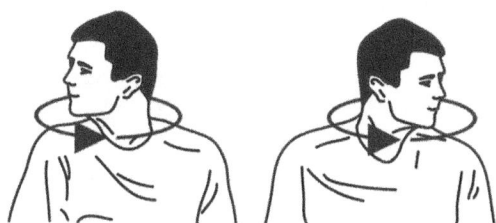

10 круговых движений

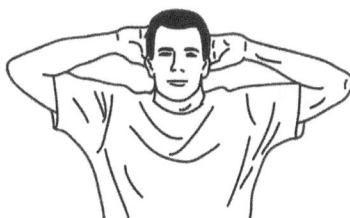

считая до 10 нажатие
с противодействием

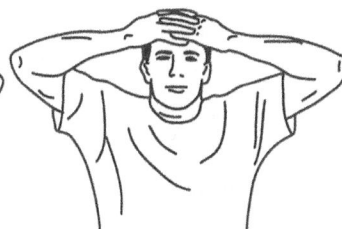

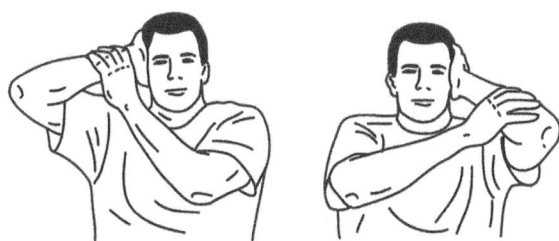

считая до 10 нажатие
с противодействием

считая до 10 нажатия сбоку
(с противодействием)

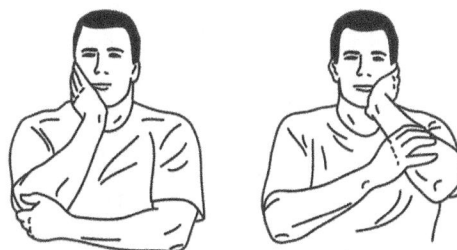

считая до 10 нажатия на уровне щек
(с противодействием)

75 НИНДЗЯ

Ниндзя, легендарные убийцы ночи, обладали большой ловкостью и силой нижней части тела. Эта тренировка нацелена на группы мышц, которые наделяют вас обоими этими качествами.

ЦЕЛЬ: СЖИГАНИЕ ЖИРА

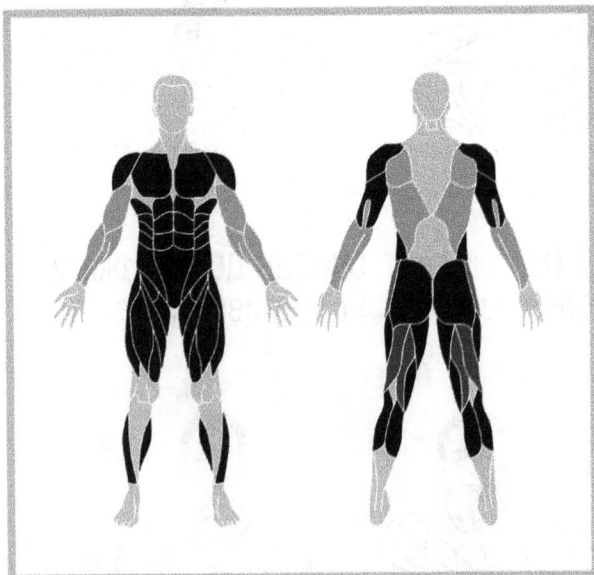

НИНДЗЯ

БЕСШУМНАЯ ТРЕНИРОВКА ОТ DAREBEE © darebee.com

УРОВЕНЬ I 3 подхода **УРОВЕНЬ II** 5 подходов **УРОВЕНЬ III** 7 подходов **ОТДЫХ** до 2 мин

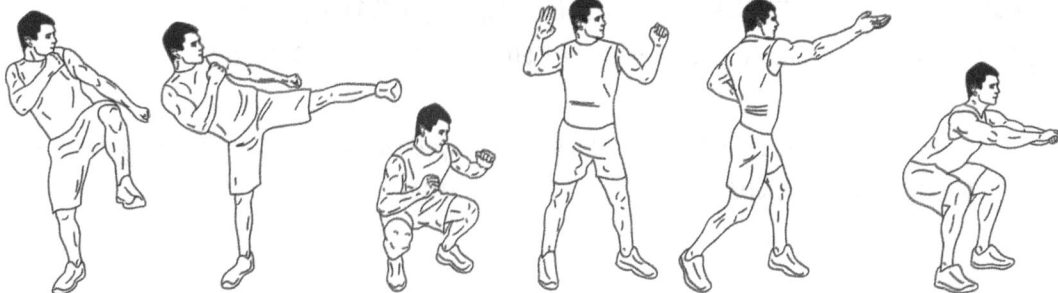

20 боковых ударов

10 комбо присед + "бросок ножа"

СЧИТАЯ ДО 10 удержание в приседе

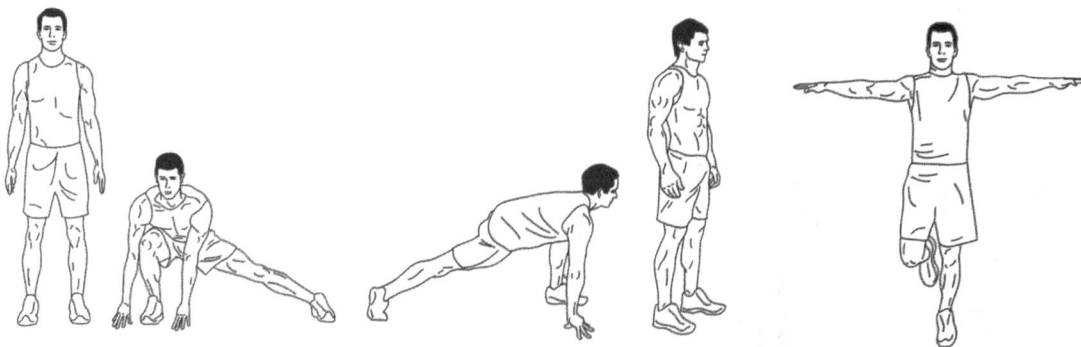

10 выпадов в сторону

10 глубоких выпадов назад

СЧИТАЯ ДО 20 удержание равновесия на одной ноге

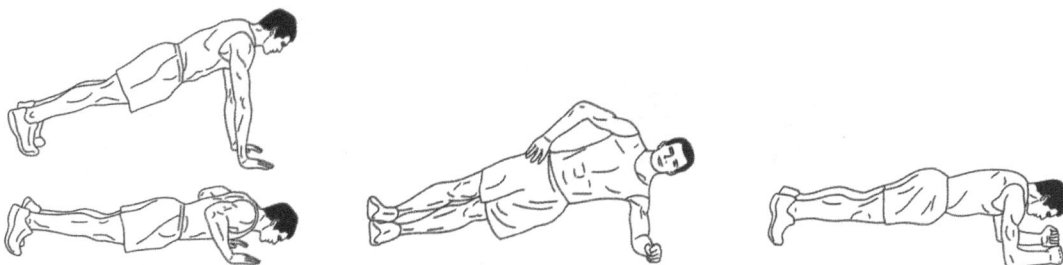

10 отжиманий

СЧИТАЯ ДО 20 боковая планка

СЧИТАЯ ДО 20 планка на локтях

76 ГНЕВ ОДИНА

Валгалла - это место, где боги не только пьют и веселятся, но также тренируются и сражаются. Тренировка Гнев Одина предназначена для тех, кто готов подготовиться к такому «веселью», нагружая свое тело физически. Подходит также для души и, вероятно, очень близка к тому, чтобы дать вам почувствовать себя норвежским богом.

Усложните задачу: при выполнении приседаний с прыжком, прыгайте как можно выше, минимум на 30 см от пола.

ЦЕЛЬ: СЖИГАНИЕ ЖИРА

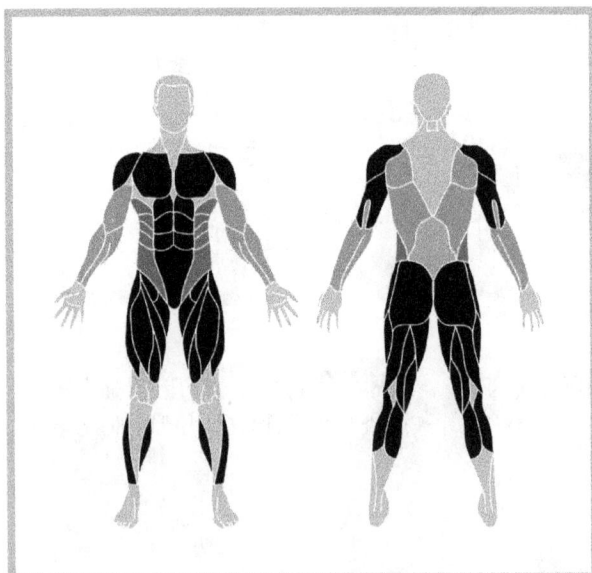

Гнев Одина

ТРЕНИРОВКА ОТ DAREBEE © darebee.com

УРОВЕНЬ I 3 подхода **УРОВЕНЬ II** 5 подходов **УРОВЕНЬ III** 7 подходов **ОТДЫХ** до 2 мин

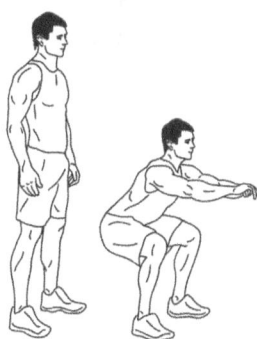

10 приседаний

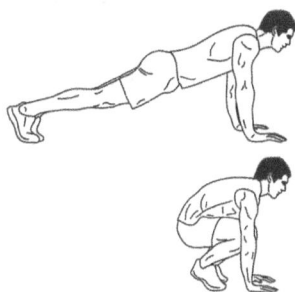

2 впрыгивания в планке

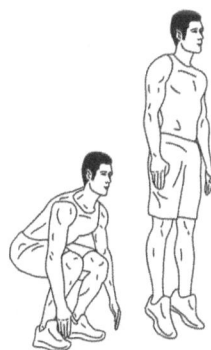

2 приседания с прыжком

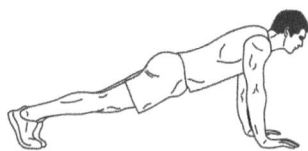

СЧИТАЯ ДО 10 удержание

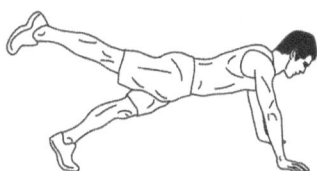

СЧИТАЯ ДО 10 удержание

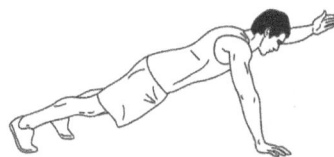

СЧИТАЯ ДО 10 удержание

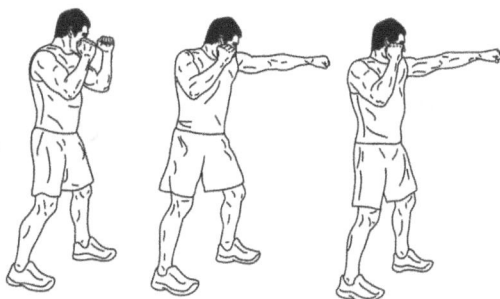

20 прямых ударов кулаком

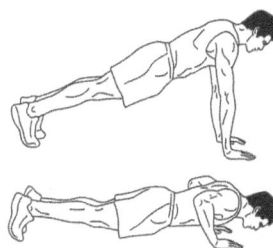

10 отжиманий

77 ОФИС

То, что вы в офисе, не означает, что вы не можете тренироваться. Это тот вид упражнений, который можно выполнять везде, где есть немного места и немного уединения.

Совет: ничего из этого не нужно делать быстро. В конце концов, вы же в офисе. Сосредоточьтесь на технике выполнения упражнений, и они помогут вам проработать каждую группу мышц вашего тела.

ЦЕЛЬ: СИЛА & ТОНУС

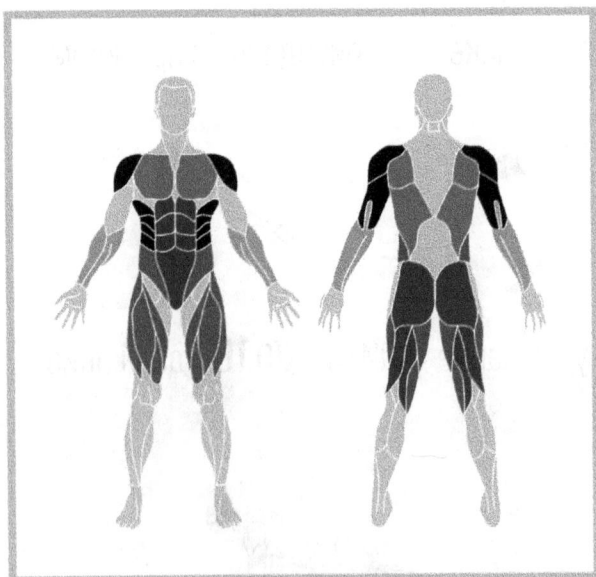

ОФИС

ТРЕНИРОВКА ОТ DAREBEE © darebee.com

УРОВЕНЬ I 3 подхода **УРОВЕНЬ II** 5 подходов **УРОВЕНЬ III** 7 подходов **ОТДЫХ** до 2 мин

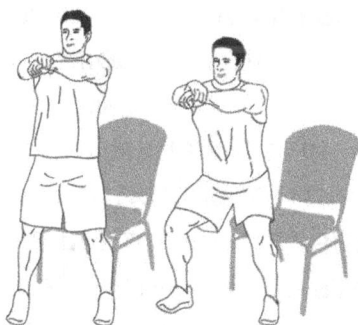

10 полуприседов   **СЧИТАЯ ДО 10** сжатие ладоней   **10** движений руками

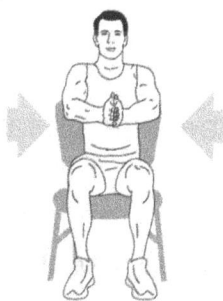

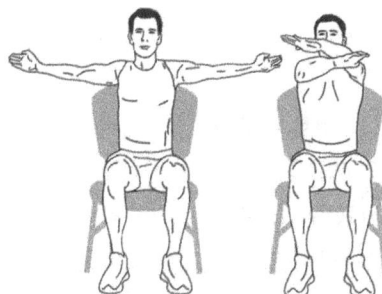

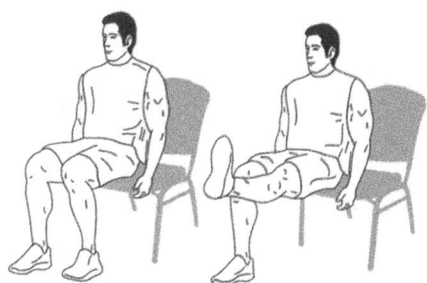

10 подъемов ноги   **10** подъемов таза

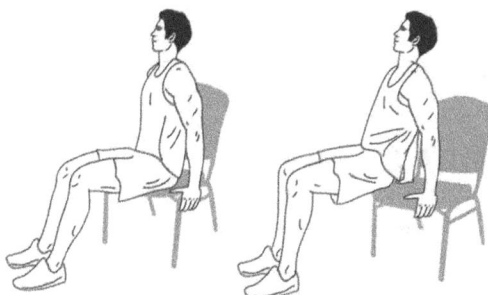

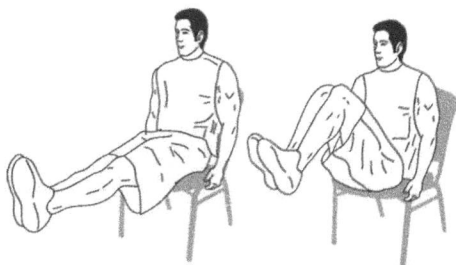

10 подъемов коленей   **10** наклонов в сторону

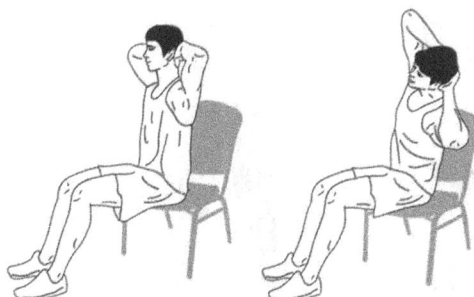

78 БАЗОВЫЙ ПАРКУР

Ваше тело всегда является средством выражения философии вашей личности. Пожалуй, это наиболее очевидно, когда речь идет о свободном беге или паркуре. Здесь разум встречается с телом, встречается с физическим миром в чистом смысле этого слова. Вам нужно отпустить свои страхи, освободить разум и принять свое окружение при помощи методов, которые действительно освобождают.

Даже если вы не собираетесь делать это на ближайшей к вам крыше, прогулки в парке достаточно, чтобы изменить восприятие мира, в котором вы живете. Это также полностью меняет ваши отношения со своим телом. Чтобы управлять им и заставить совершать смелые поступки, вам нужно полностью доверять своим физическим способностям. И доверие начинается прямо здесь. Прямо сейчас.

ЦЕЛЬ: СИЛА & ТОНУС

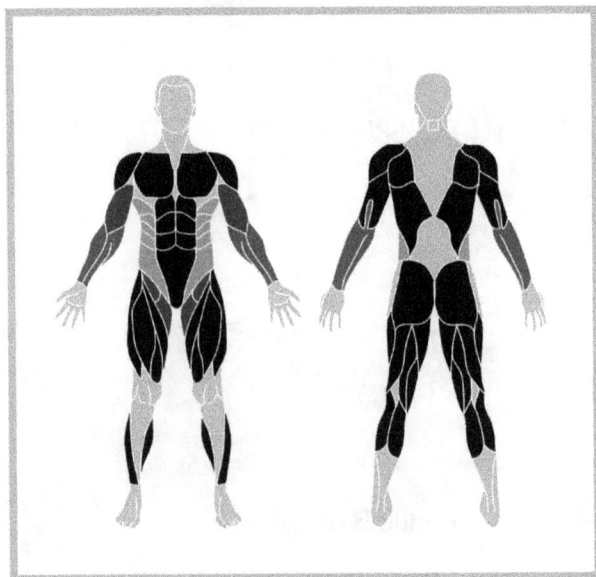

Базовый паркур

ТРЕНИРОВКА ОТ DAREBEE © darebee.com

УРОВЕНЬ I 3 подхода **УРОВЕНЬ II** 5 подходов **УРОВЕНЬ III** 7 подходов **ОТДЫХ** до 2 мин

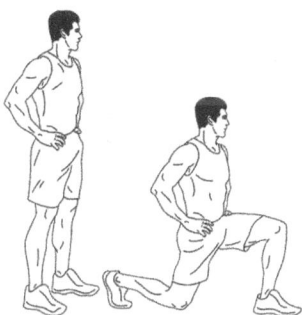

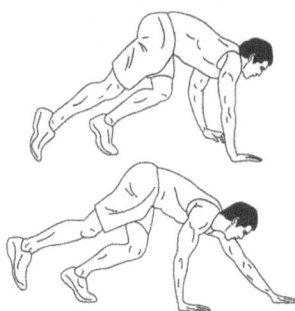

10 выпадов   **СЧИТАЯ ДО 10** медвежий шаг   **10** отжиманий

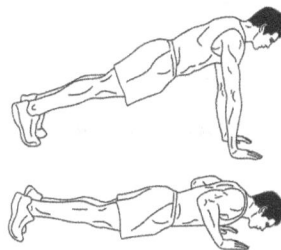

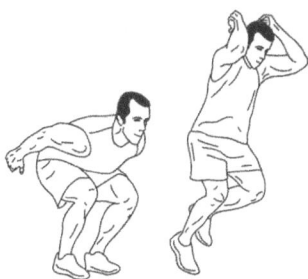

10 прыжков вперед   **10** приседаний   **4** высоких прыжка

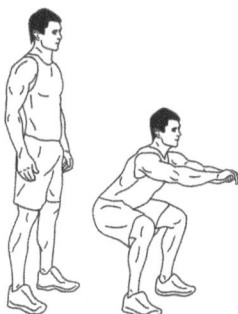

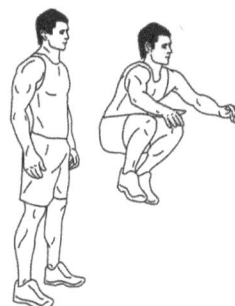

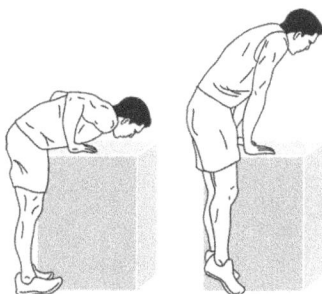

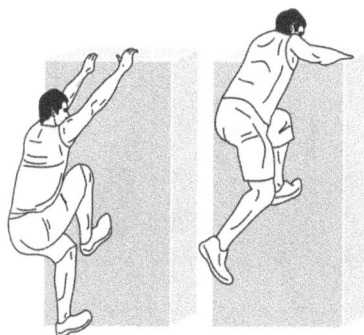

10 подтягиваний корпуса
с упором на руки   **4** подъема   **4** подтягивания корпуса
с высоким упором

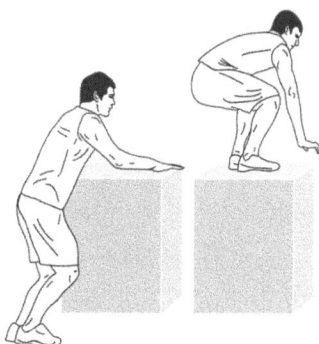

79 ПРОГУЛКА В ПАРКЕ

Прогулка по парку никогда не будет для вас лучше, чем когда вы также немного позанимаетесь и заодно получите изрядную дозу солнечного света и свежего воздуха. Тренировка Прогулка в Парке идеально подходит для продуктивного перерыва в работе, чтобы немного вспотеть и почувствовать, что вы сбежали на природу, хотя бы на время. Тренировка легкая, но, опять же - вы гуляете, это парк, и должно быть лето или, по крайней мере, солнечный день. Наслаждайтесь этим!

Усложните задачу: идите быстрее. Постарайтесь улучшать свое время в каждом подходе. И имейте в виду, на вас будут смотреть!

ЦЕЛЬ: СЖИГАНИЕ ЖИРА

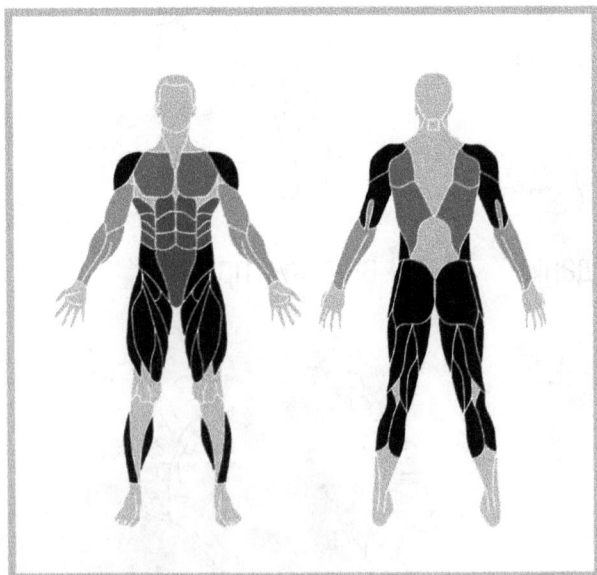

прогулка в
ПАРКЕ

ТРЕНИРОВКА ОТ DAREBEE © **darebee.com**

10 повторений каждое | 5 подходов всего

до 2 минут отдыха | между подходами

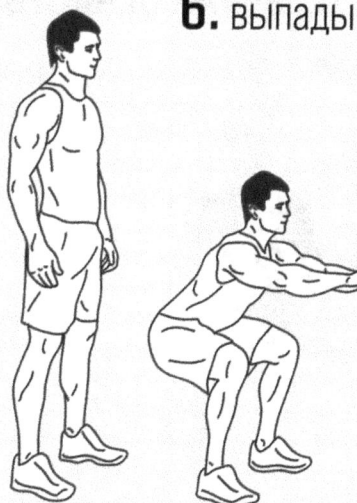

6. выпады

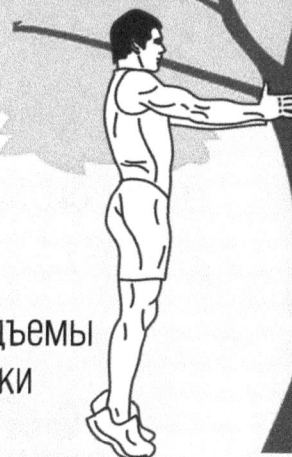

5. подъемы
на носки

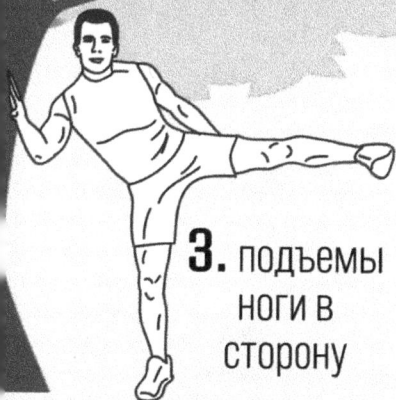

3. подъемы
ноги в
сторону

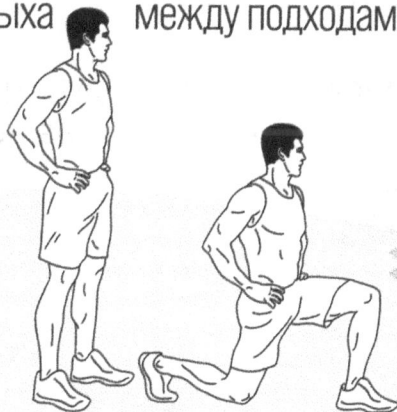

4. приседания

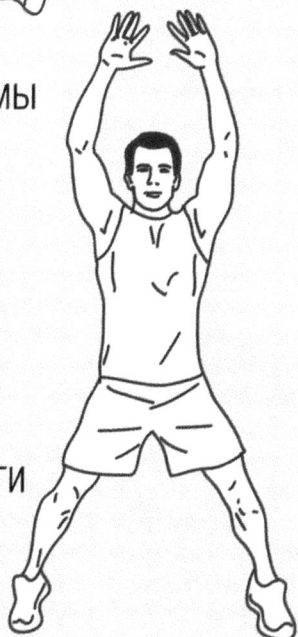

1. прыжки "ноги
вместе,
ноги врозь"

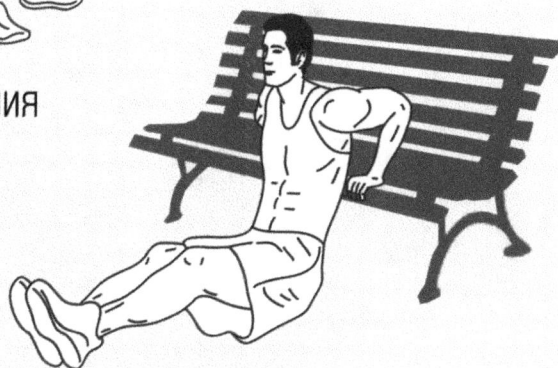

2. обратные
отжимания

МОЩНОСТЬ 15

Повторяйте каждое движение без отдыха между ними, пока подход не будет выполнен, отдохните до 60 секунд и повторите весь подход снова, всего 3 раза.

Как улучшить: выполняйте подъемы рук, круговые движения руками и удержание, сохраняя равновесие, стоя на носках стоп, чтобы нагрузить мышцы кора.

ЦЕЛЬ: СИЛА & ТОНУС, ВЕРХНЯЯ ЧАСТЬ ТЕЛА

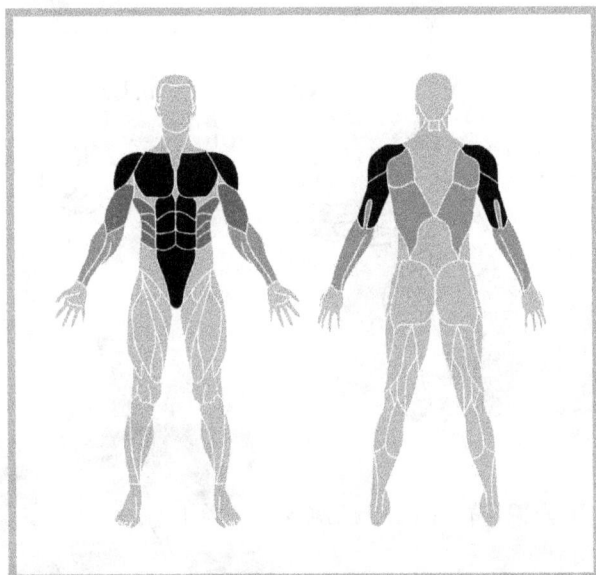

МОЩНОСТЬ 15

ТРЕНИРОВКА ОТ DAREBEE © darebee.com

3 подхода | 60 секунд отдыха между подходами

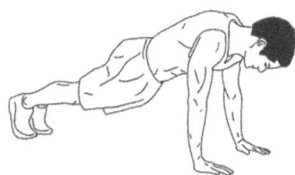

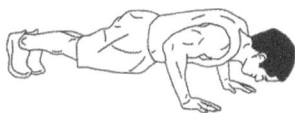

сколько можете отжимания

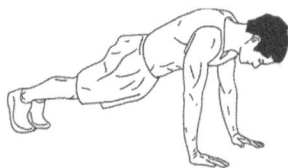

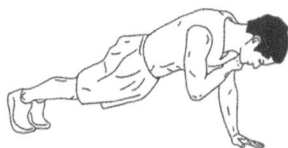

20 касаний плеча

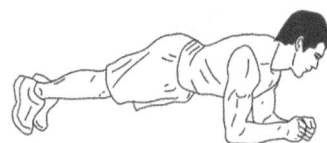

считая до 20 планка
на локтях

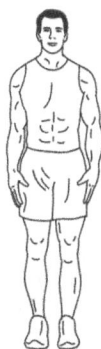

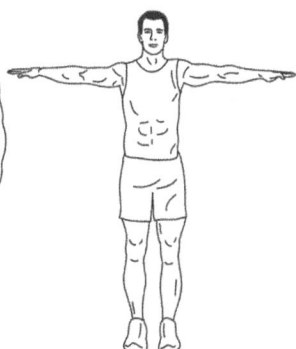

20 подъемов рук

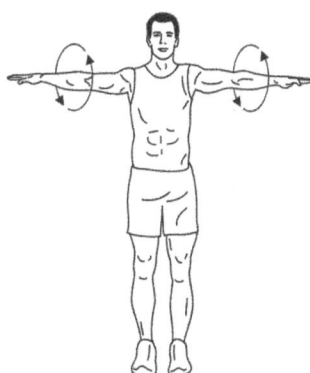

20 кругов руками

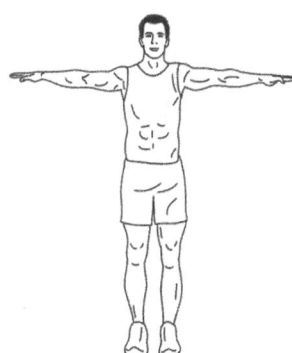

считая до 20 удержание

81 ПРИНЕСИ МНЕ КУСОЧЕК ПИРОГА

Нет ничего плохого в пироге, если вы сначала его заработаете. Это тренировка, которая поможет вам в этом. Идите и приготовьтесь спасти мир, а заодно и заработайте свой пирог!

Совет: выполняя повороты из планки, убедитесь, что вы полностью поворачиваете тело вбок. Слегка напрягите нижнюю часть пресса на выдохе, чтобы помочь стабилизировать мышцы живота и задействовать нижнюю часть.

ЦЕЛЬ: СЖИГАНИЕ ЖИРА

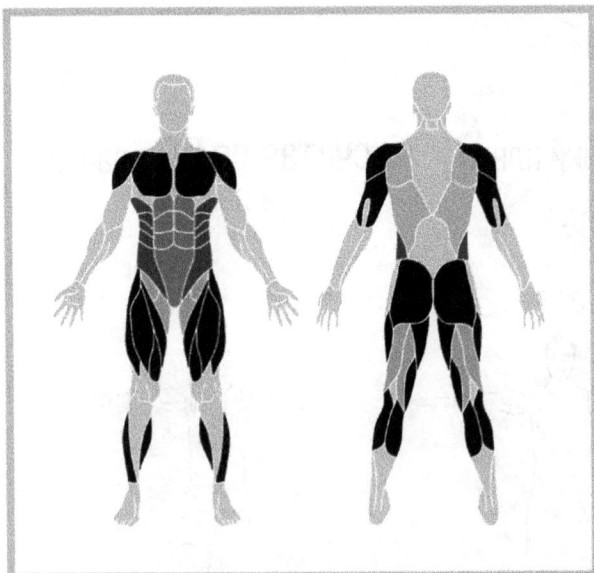

дай мне
кусочек пирога

TРЕНИРОВКА ОТ DAREBEE © darebee.com

УРОВЕНЬ I 3 подхода **УРОВЕНЬ II** 5 подходов **УРОВЕНЬ III** 7 подходов **ОТДЫХ** до 2 мин

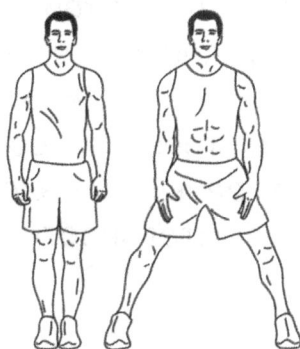

10 прыжков "ноги вместе, ноги врозь"

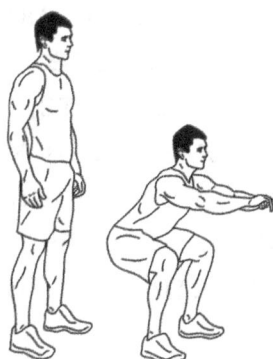

10 приседаний

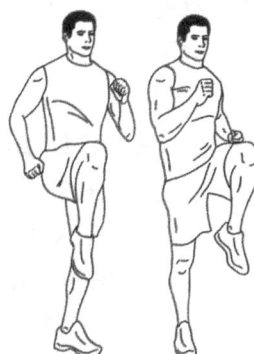

10 высоких подъемов колена

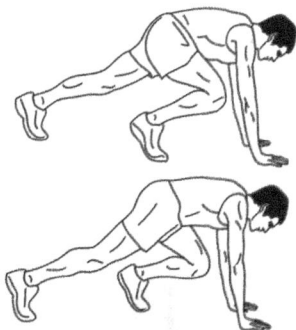

10 "скалолазов"

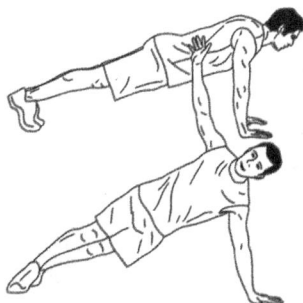

10 поворотов в планке

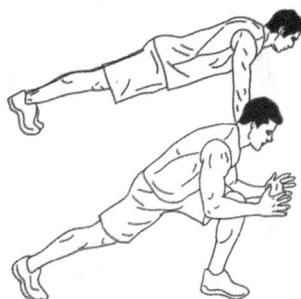

10 отжиманий с переходом в выпад

82 БОЙ ПОДУШКАМИ

Помните, когда вы в детстве устраивали драки подушками, потому что считали, что это отличное развлечение, ваши родители говорили вам, что это не так? Угадайте, что? Вы были правы, а ваши родители ошибались. Старый добрый бой подушками - это самый крутой из известных нам способов разогнать кровь в теле, проработать несколько групп мышц и даже немного вспотеть. Эту тренировку следует передать родителям с пометкой «Я же вам говорил?!». Одно небольшое предостережение: если вы проявите чрезмерный энтузиазм, то, возможно, вам нужно будет немного изменить декор комнаты, в которой вы тренируетесь. Мы подтверждаем на основе личного опыта, что вазы и маленькие фарфоровые статуэтки имеют небольшую продолжительность жизни с этими упражнениями в действии вокруг них.

ЦЕЛЬ: СЖИГАНИЕ ЖИРА

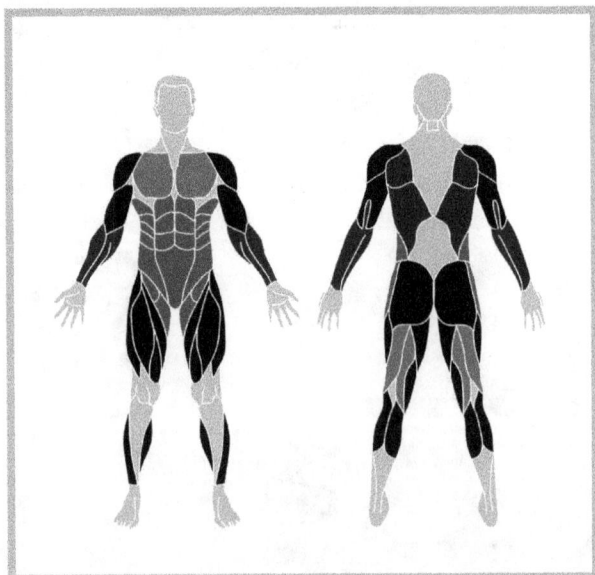

БОЙ ПОДУШКАМИ

ТРЕНИРОВКА ОТ DAREBEE
© darebee.com
повторить 5 раз |
до 2 минут отдыха
между подходами

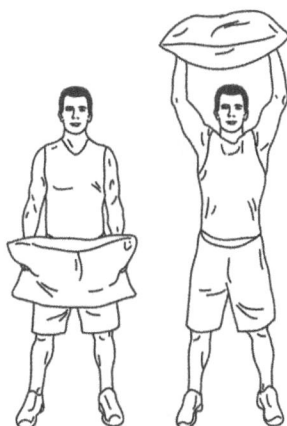

10 подъемов подушки

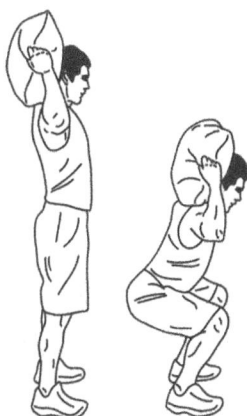

5 приседаний

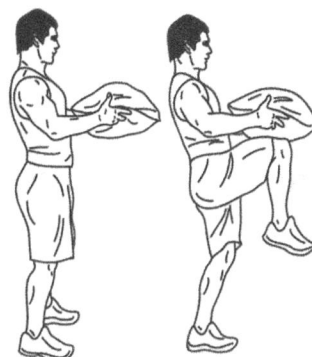

10 ударов подушки
коленом

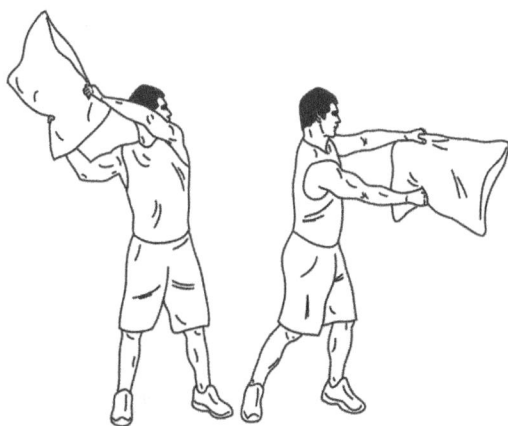

10 поворотов корпуса

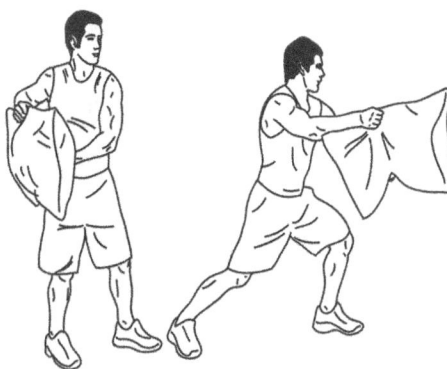

10 выпадов

ДЕТСКАЯ ПЛОЩАДКА

Когда вы были ребенком, на игровой площадке, вы воплощали свои фантазии о Человеке-пауке и Тарзане? Это было место, где ваше тело покоряло препятствия и встречало внешние силы, такие как гравитация, например. Детство - это состояние души. Откройте заново волшебство и станьте здоровее с тренировкой на детской площадке. Да... и приготовьтесь ощутить преимущества отката времени!

ЦЕЛЬ: СИЛА & ТОНУС

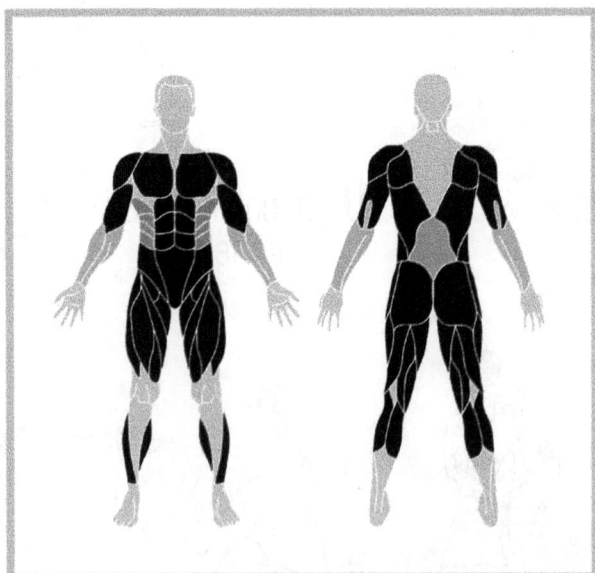

ДЕТСКАЯ ПЛОЩАДКА

ТРЕНИРОВКА ОТ DAREBEE © darebee.com

УРОВЕНЬ I 3 подхода **УРОВЕНЬ II** 5 подходов **УРОВЕНЬ III** 7 подходов **ОТДЫХ** до 2 мин

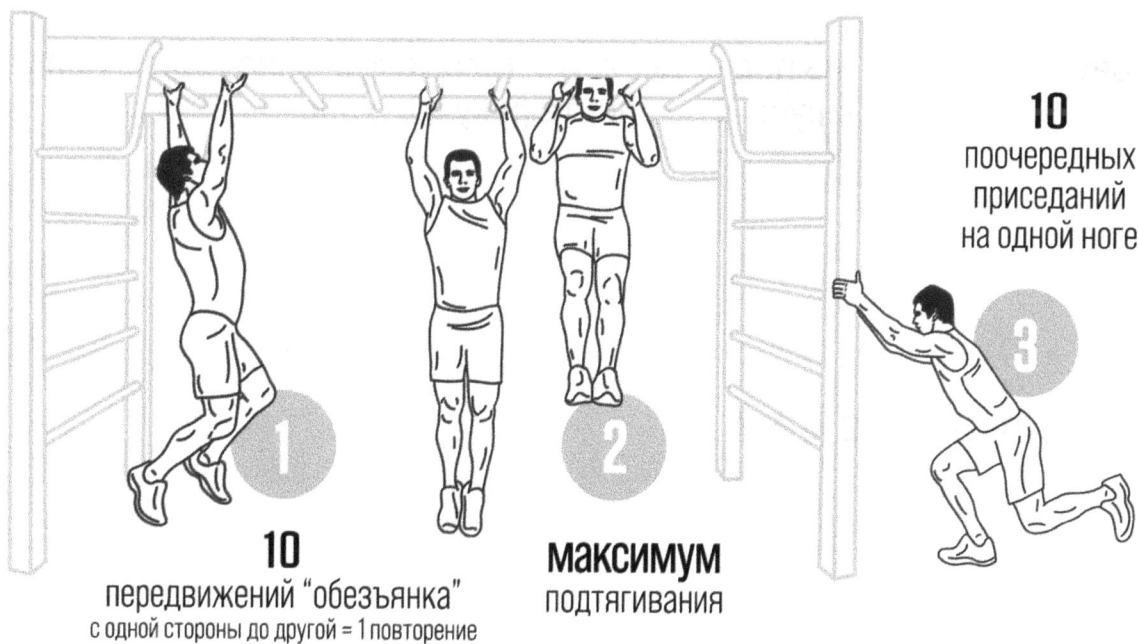

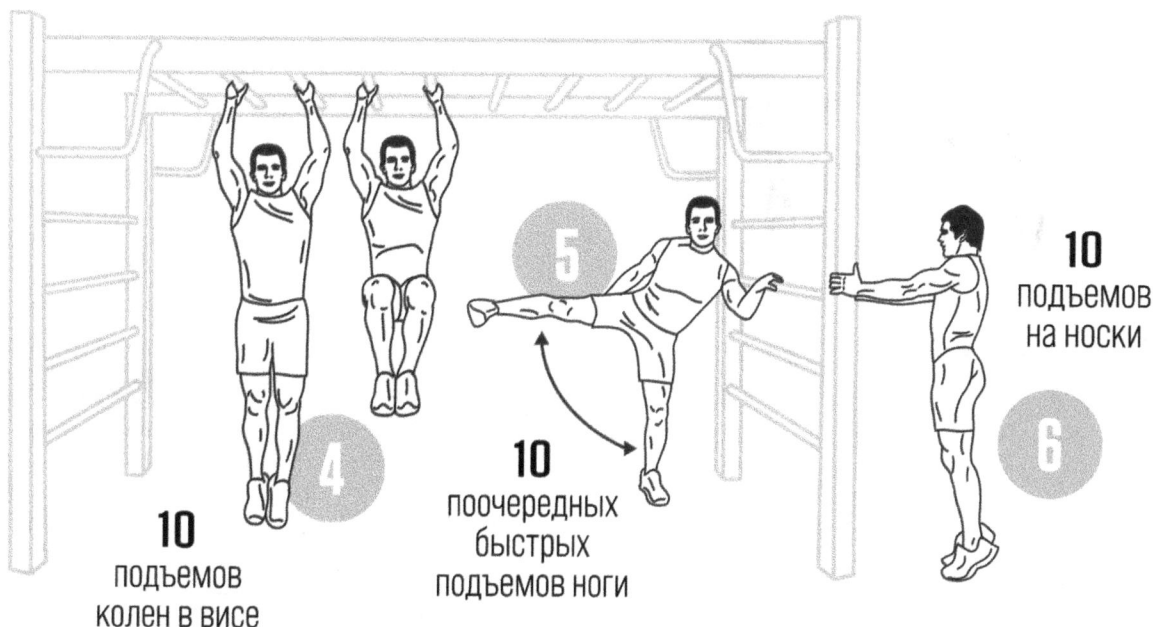

1

10
передвижений "обезъянка"
с одной стороны до другой = 1 повторение

2

максимум
подтягивания

3

10
поочередных
приседаний
на одной ноге

4

10
подъемов
колен в висе

5

10
поочередных
быстрых
подъемов ноги

6

10
подъемов
на носки

84

ВКЛЮЧЕНИЕ

Это аэробная тренировка, развивающая силу, гибкость и равновесие. Делайте ее каждый раз, когда хотите улучшить свои способности в этих трех областях.

Совет: выполняя выпады, держите тело как можно более прямым и поднимайте ногу к руке, а не тяните руку к ступне.

ЦЕЛЬ: СЖИГАНИЕ ЖИРА

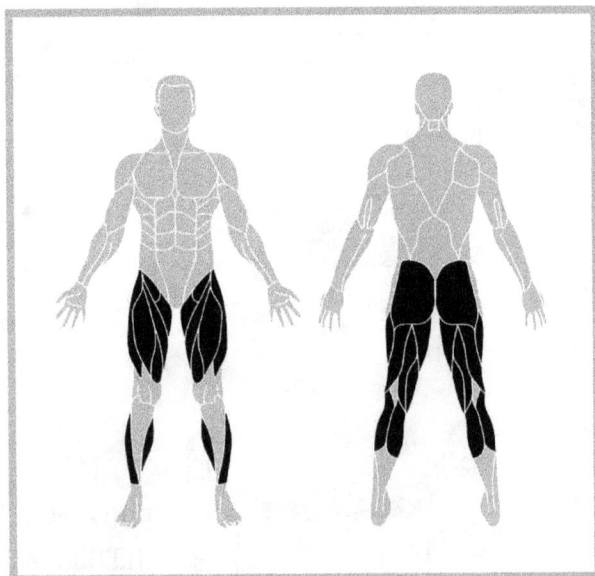

ВКЛЮЧЕНИЕ

ТРЕНИРОВКА ОТ DAREBEE © darebee.com

УРОВЕНЬ I 3 подхода УРОВЕНЬ II 5 подходов УРОВЕНЬ III 7 подходов ОТДЫХ до 2 мин

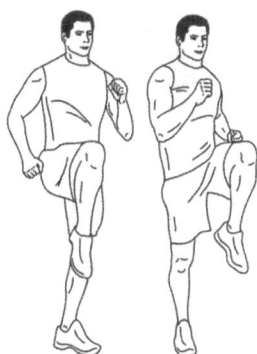

20 высоких подъемов колена

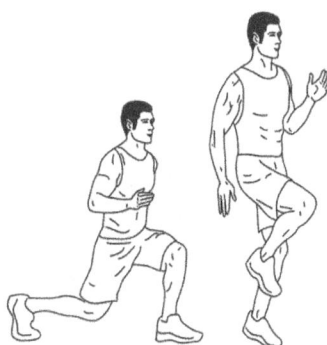

10 выпадов с подъемом колена

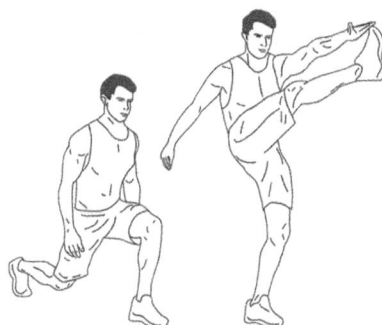

10 выпадов с касанием носка

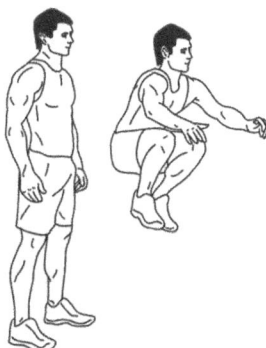

2 высоких прыжка

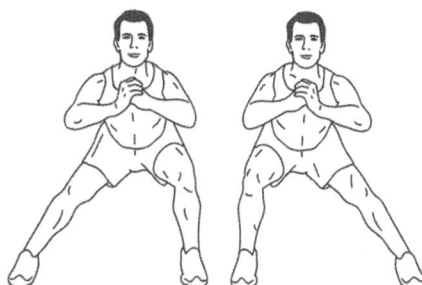

10 выпадов из стороны в сторону

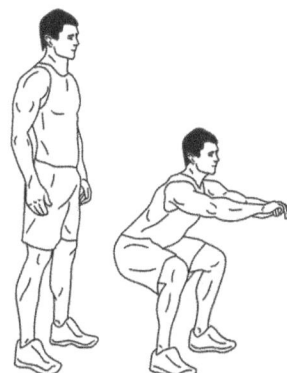

10 приседаний

ЖМИ, ПРИСЕДАЙ, ПОВТОРЯЙ

Иногда вам нужно просто сделать что-нибудь простое. Никакого зацикливания, никакой ролевой игры в голове. Ничего такого, что постоянно нарушало бы вашу координацию и заставляло бы помнить о своем теле каждый момент тренировки. Вот где идеально подходит цикл «жми, приседай, повторяй». Вы можете настроить его и позволить своему телу делать свое дело, в то время как ваш разум на время делает образный перерыв. Итак, выберите свой уровень и приготовьтесь его покорить.

ЦЕЛЬ: СИЛА & ТОНУС

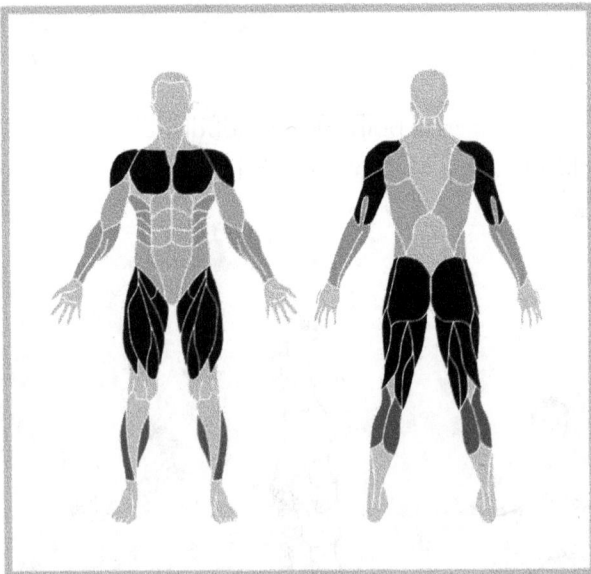

ЖМИ, ПРИСЕДАЙ, ПОВТОРЯЙ

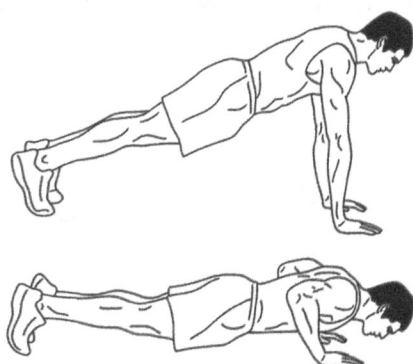

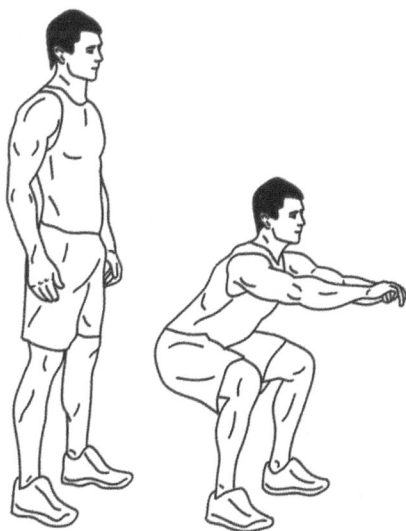

ТРЕНИРОВКА ОТ DAREBEE
© darebee.com

УРОВЕНЬ I 3 подхода
УРОВЕНЬ II 5 подходов
УРОВЕНЬ III 7 подходов
ОТДЫХ до 2 минут

4 отжимания
4 приседания
10 отжиманий
10 приседаний
4 отжимания
4 приседания
10 отжиманий
10 приседаний

86 РТУТЬ

Двигайтесь быстрее, не подвергая ваши суставы стрессу, с помощью тренировки Ртуть. Она помогает развивать мышечную стабильность и подвижность почти незаметно. Этот комплекс упражнений идеально подходит для тренировок в помещении в те дни, когда рядом с вами есть удобный диван.

Усложните задачу: когда вы маршируете, выдыхайте каждый раз, когда поднимаете колени, и слегка напрягайте мышцы нижней части живота, чтобы активировать их.

ЦЕЛЬ: СЖИГАНИЕ ЖИРА

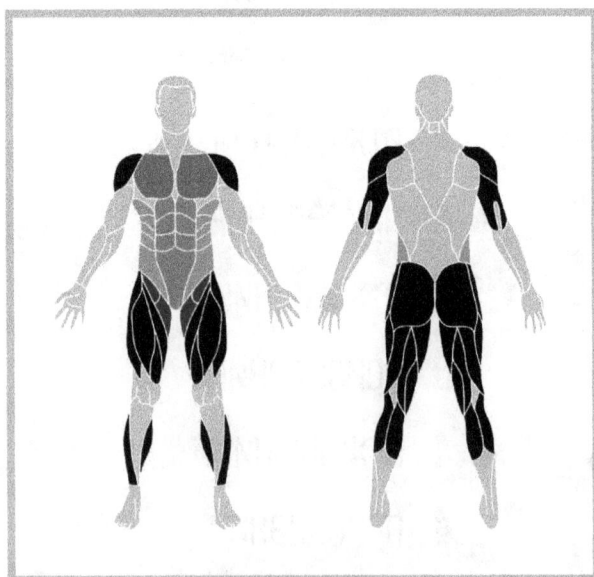

РТУТЬ

TPEHИPOBKA OT DAREBEE © darebee.com

УРОВЕНЬ I 3 подхода **УРОВЕНЬ II** 5 подходов **УРОВЕНЬ III** 7 подходов

ОТДЫХ до 2 минут

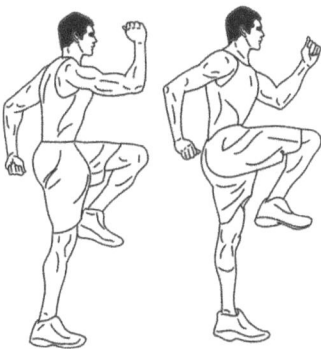

10 высоких шагов

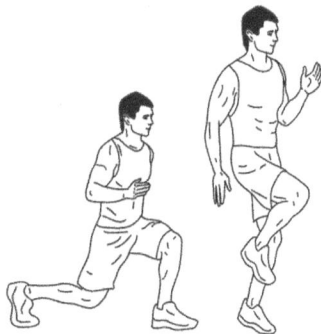

10 выпадов с подъемом колена

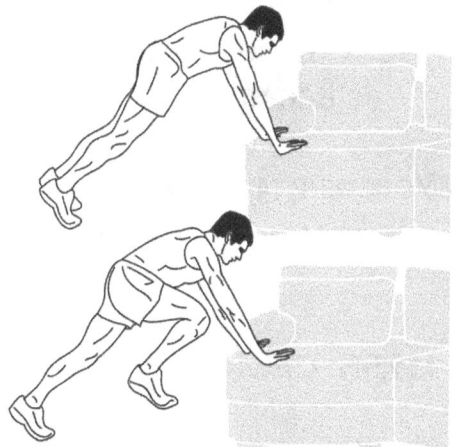

10 медленных "скалолазов" с упором

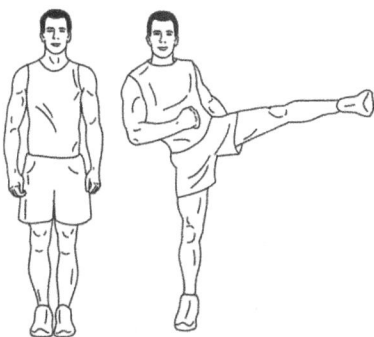

10 подъемов ноги в сторону

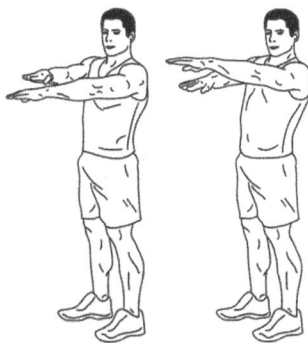

10 "ножниц" руками

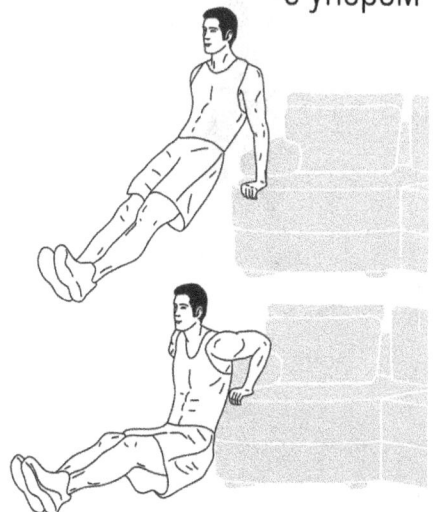

10 обратных отжиманий с упором

87 РЕЙНДЖЕР

Рейнджеры известны своей выносливостью, силой, скоростью и ловкостью, и тренировка рейнджеров испытает каждое из этих качеств по очереди. Вы почувствуете, как тепло накапливается под кожей, почувствуете, как работают ваши мышцы, а это значит, что вы делаете успехи. Рейнджеры, конечно же, не отступают от своих целей просто так, поэтому вы и проводите эту тренировку. У вас все получится!

Усложните задачу: выполняя высокие подъемы коленей, поднимайте колени на высоту талии.

ЦЕЛЬ: СЖИГАНИЕ ЖИРА, ВИИТ

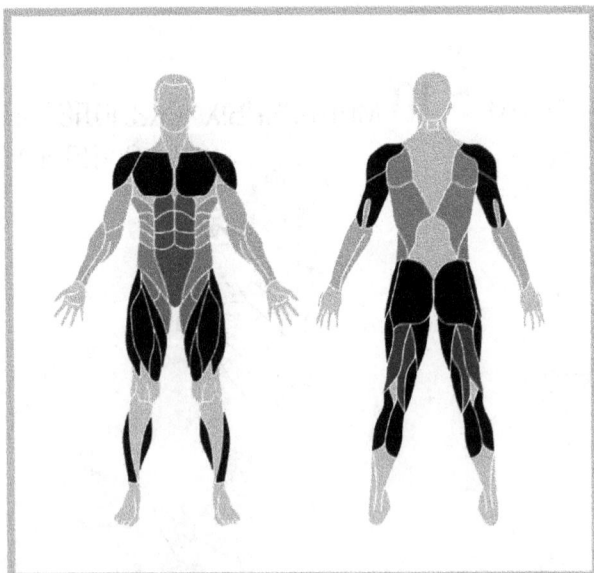

РЕЙНДЖЕР

DAREBEE ВИИТ ТРЕНИРОВКА © darebee.com

Уровень I 3 подхода **Уровень II** 5 подходов **Уровень III** 7 подходов | 2 мин отдых

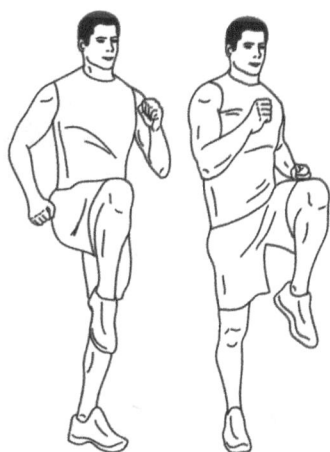

20сек высокие подъемы колена

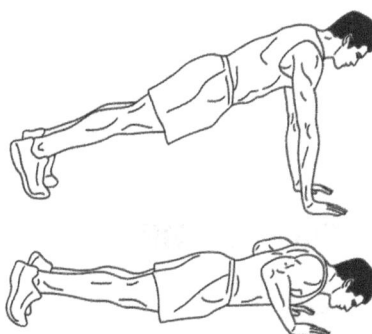

20сек отжимания

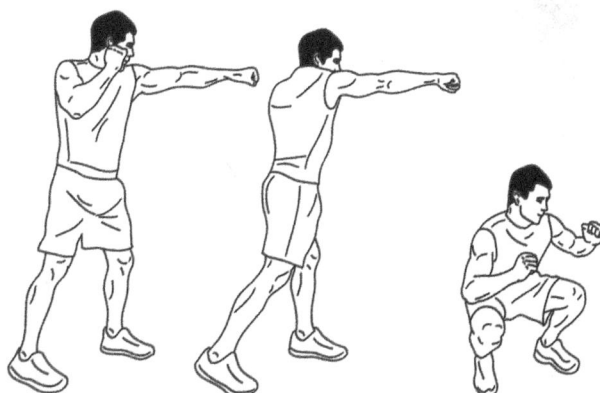

20сек джеб + джеб + кросс + присед

88 МЯТЕЖНИК

Повстанцы не подчиняются никаким правилам, а это значит, что они должны быть готовы к непредсказуемому. Сочетая статические и динамические упражнения, наша тренировка Мятежник подготовит вас практически ко всему.

ЦЕЛЬ: СЖИГАНИЕ ЖИРА

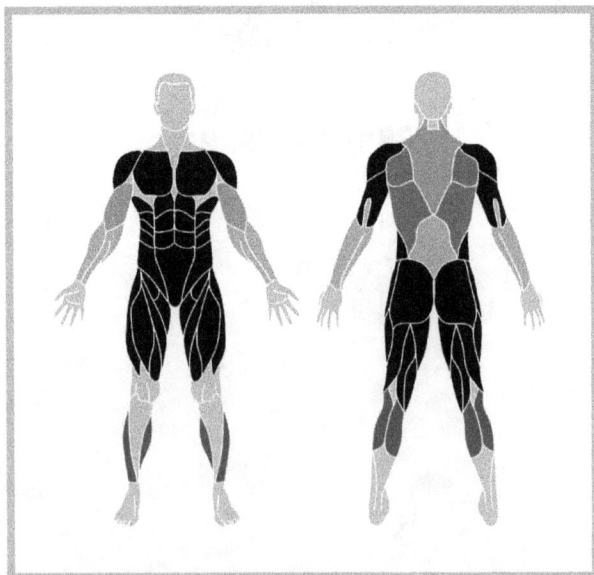

Мятежник

ТРЕНИРОВКА ОТ DAREBEE © darebee.com

УРОВЕНЬ I 3 подхода **УРОВЕНЬ II** 5 подходов **УРОВЕНЬ III** 7 подходов **ОТДЫХ** до 2 минут

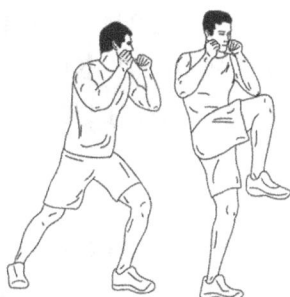

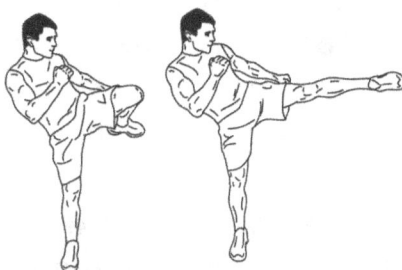

20 ударов коленом   **20** ударов ногой   **4** взрывных отжимания

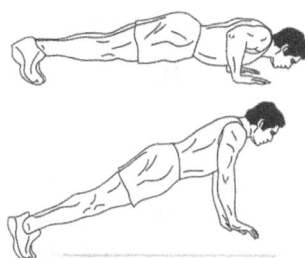

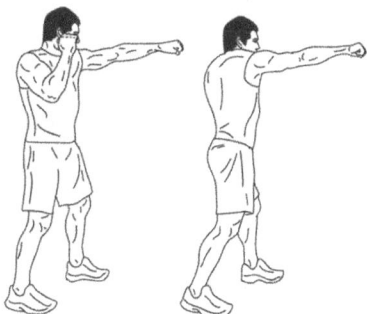

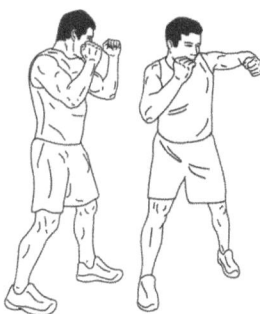

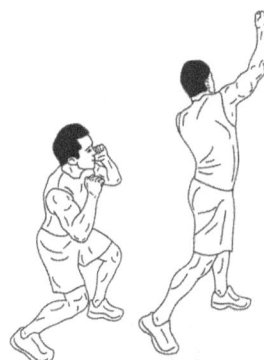

20 комбо джеб + джеб + кросс + хук + апперкот

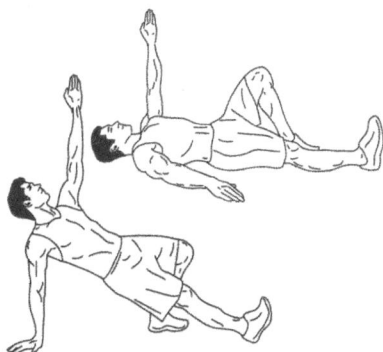

10 подъемов корпуса   **5** рывков ногами вверх   **10** подъемов корпуса с ударом локтем

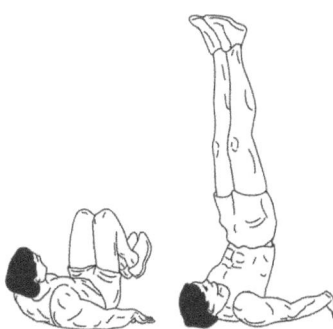

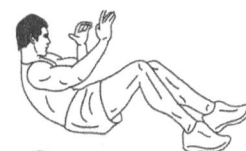

89 КРАСНЫЙ ВОИН

У всех воинов общие черты: упорство, настойчивость, высокая устойчивость к неудачам, готовность продолжать идти вперед, несмотря ни на что, и просто не сдаваться. Тренировка Красный Воин предназначена для того, чтобы помочь вам найти то ядро воина внутри вас, которое позволит вам преодолевать ВСЕ.

Совет: при выполнении упражнений на спине напрягите нижнюю часть пресса, сохраняя неподвижность туловища и прорабатывая ягодицы, подколенные сухожилия и квадрицепсы.

ЦЕЛЬ: СИЛА & ТОНУС

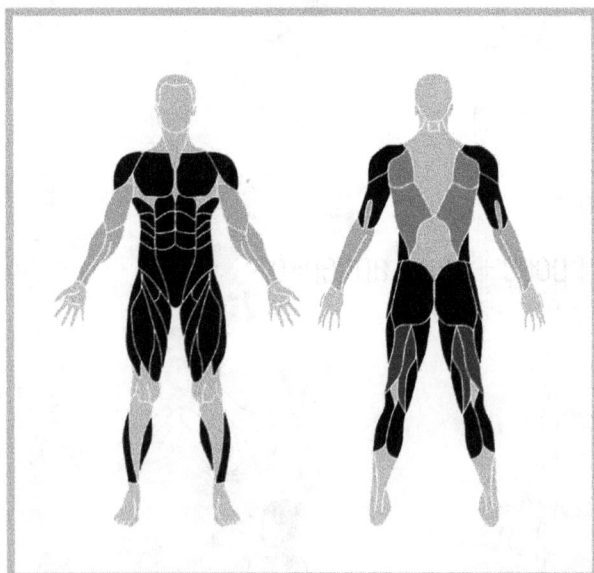

Красный Воин

ТРЕНИРОВКА ОТ DAREBEE © darebee.com
УРОВЕНЬ I 3 подхода **УРОВЕНЬ II** 5 подходов **УРОВЕНЬ III** 7 подходов
ОТДЫХ до 2 минут

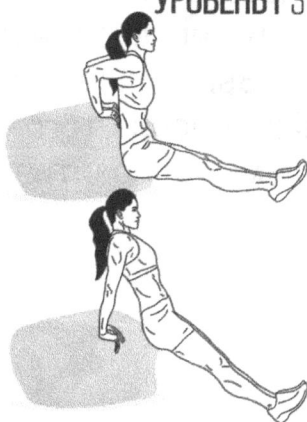

10 обратных отжиманий

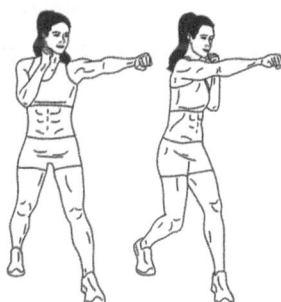

20 прямых ударов

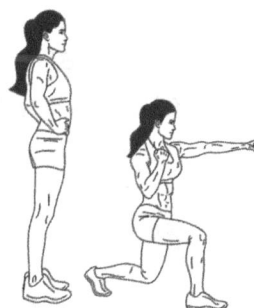

10 выпадов с прямым ударом

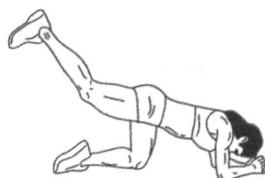

10 рывков ногой вверх в планке

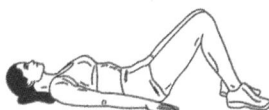

10 мостиков

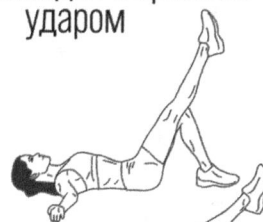

10 мостиков на одной ноге

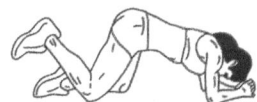

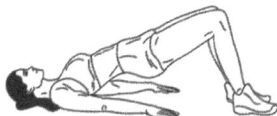

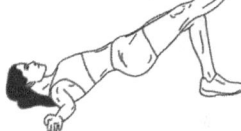

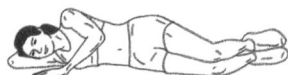

10 "ракушек"

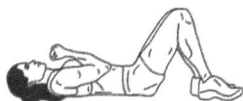

10 подъемов корпуса с прямым ударом

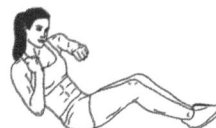

10 прямых ударов сидя

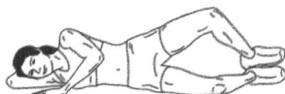

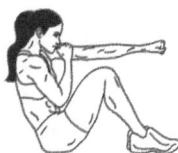

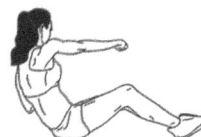

90 РОСТЕР

Эта тренировка высокоинтенсивная, она поможет вам атаковать сразу несколько основных групп мышц - снова и снова, от упражнения к упражнению, варьируя нагрузку, движение и интенсивность, все время продолжая задействовать мышцы. Вы почувствуете повышение температуры тела и жжение в мышцах, а после того, как все пройдет, вы почувствуете себя «поджаренным», в позитивном смысле слова, конечно.

ЦЕЛЬ: СЖИГАНИЕ ЖИРА

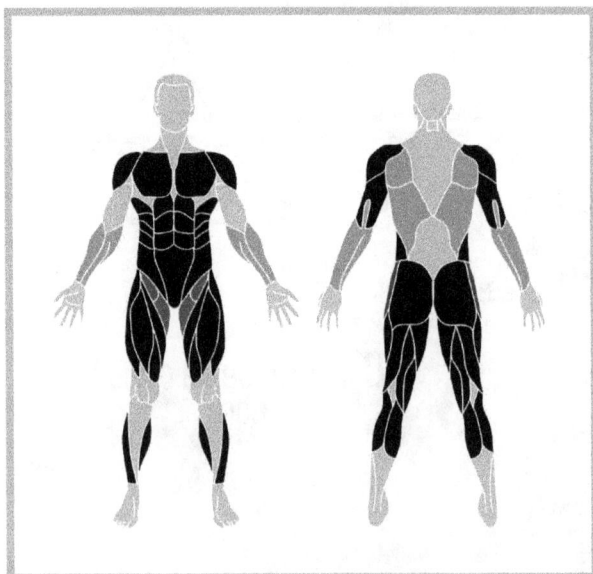

РОСТЕР

TРЕНИРОВКА ОТ DAREBEE © darebee.com

UРОВЕНЬ I 3 подхода **УРОВЕНЬ II** 5 подходов **УРОВЕНЬ III** 7 подходов **ОТДЫХ** до 2 мин

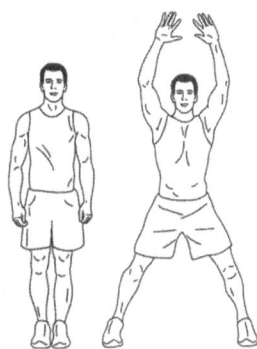

10 прыжков "ноги вместе, ноги врозь"

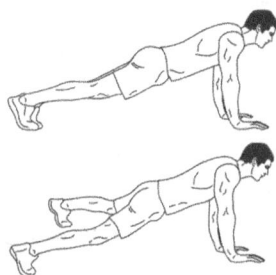

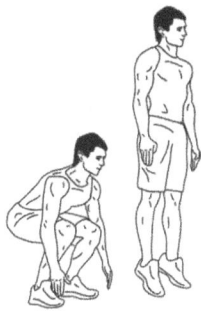

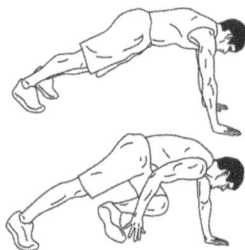

ОДИН прыжок "ноги вместе, ноги врозь" в планке

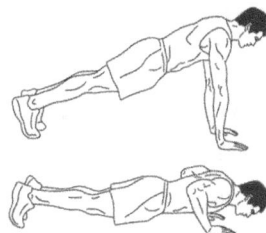

ОДНО отжимание

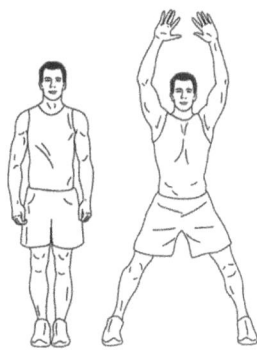

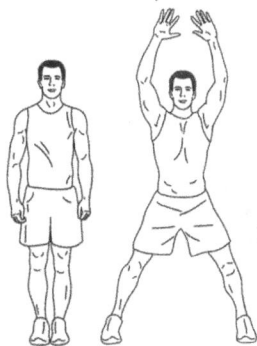

10 прыжков "ноги вместе, ноги врозь"

ОДНО приседание с прыжком

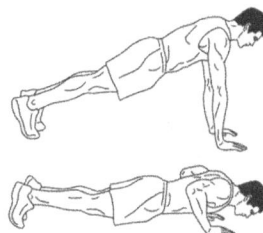

ОДНО отжимание

10 прыжков "ноги вместе, ноги врозь"

ДВА "скалолаза" с касанием стопы

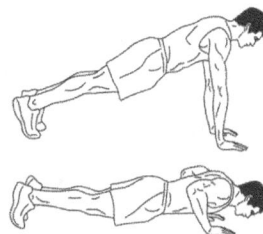

ОДНО отжимание

91 РАЗБОЙНИК

Разбойники устанавливают свои собственные правила, это значит, что они самодостаточны и контролируют свой мир. Тренировка Разбойник наращивает силу там, где она вам нужна, чтобы вы могли заставить свое тело делать то, что вы ему приказываете. По каким правилам оно будет играть, зависит только от вас.

Усложните задачу: при выполнении приседаний с прыжком, прыгайте как можно выше, минимум на 30 см от пола, увеличивая нагрузку на квадрицепсы, ягодицы и икры и максимизируя пользу от упражнения.

ЦЕЛЬ: СЖИГАНИЕ ЖИРА

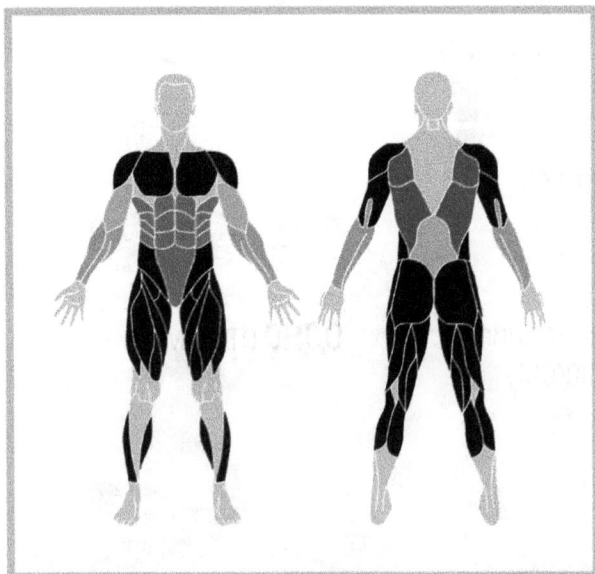

Разбойница

ТРЕНИРОВКА ОТ DAREBEE © darebee.com

УРОВЕНЬ I 3 подхода **УРОВЕНЬ II** 5 подходов **УРОВЕНЬ III** 7 подходов **ОТДЫХ** до 2 мин

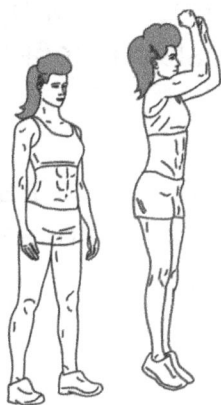

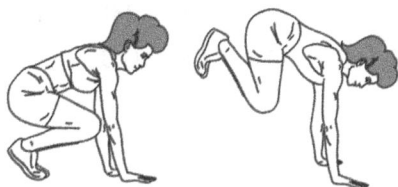

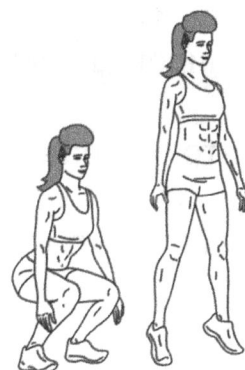

10 комбо прыжок + рывок ногами от пола (с хлопком ступнями)

10 приседаний с прыжком

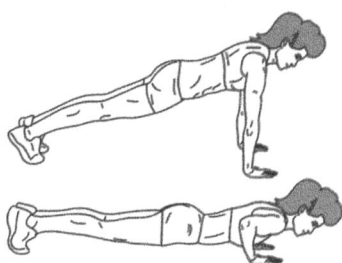

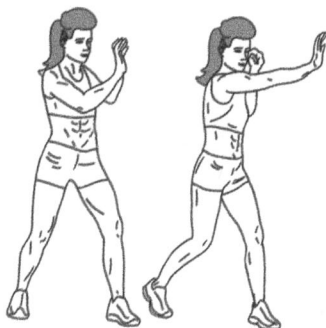

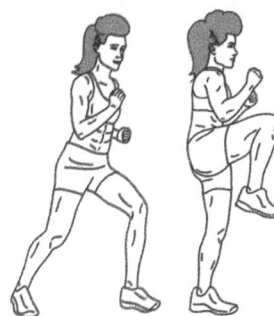

10 комбо отжимание + удар ладонью (каждая рука)

10 ударов коленом

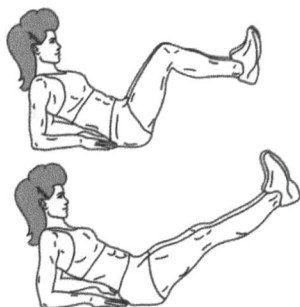

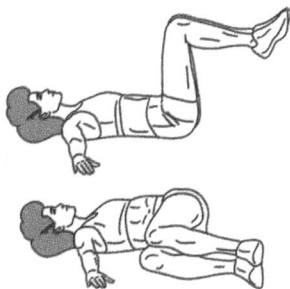

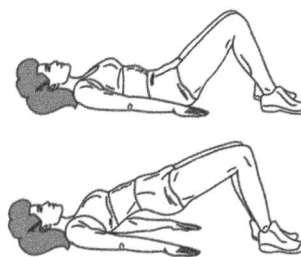

10 скручиваний с разгибанием ног

10 поворотов согнутых ног

10 мостиков

92 БЕГИ, УМНЫЙ МАЛЬЧИК; И ПОМНИ

Поклонники Доктора Кто знают, что в момент, когда вам нужно бежать, вам нужно полагаться на скорость ног и аэробные способности. Эта тренировка поможет вам развить и то, и другое.

Совет: это беговая тренировка, поэтому выполняйте высокие подъемы коленей как можно выше и как можно быстрее, и используйте упражнения, выполняемые на полу, для восстановления.

ЦЕЛЬ: СЖИГАНИЕ ЖИРА

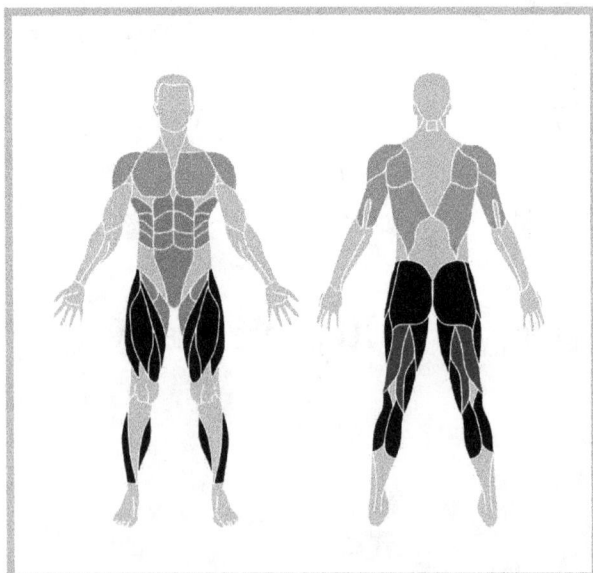

Беги, умный мальчик; и помни

ТРЕНИРОВКА ОТ DAREBEE © darebee.com

УРОВЕНЬ I 3 подхода **УРОВЕНЬ II** 5 подходов **УРОВЕНЬ III** 7 подходов **ОТДЫХ** до 2 мин

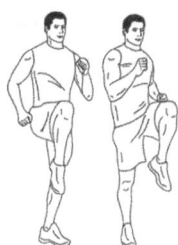

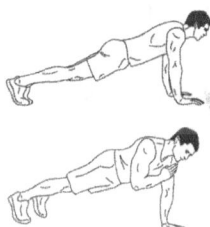

20 высоких подъемов колена
2 касания плеча

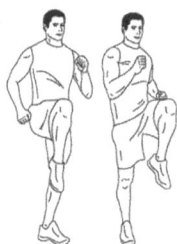

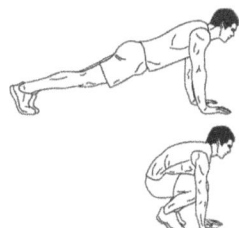

20 высоких подъемов колена
2 впрыгивания в планке

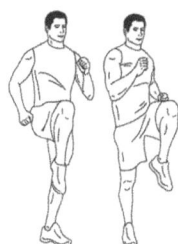

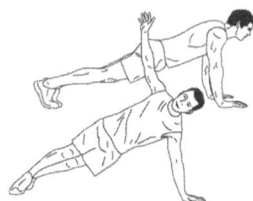

20 высоких подъемов колена
2 поворота корпуса в планке

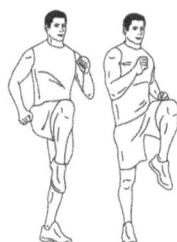

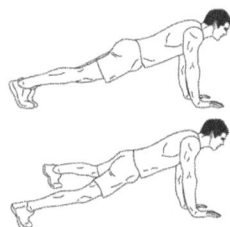

20 высоких подъемов колена
2 прыжка "ноги вместе, ноги врозь" в планке

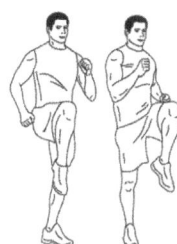

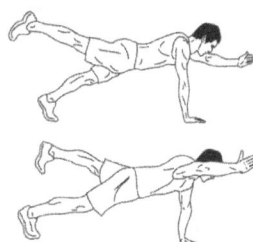

20 высоких подъемов колена
2 поочередных подъема руки и ноги в планке

93 3-МИНУТНАЯ ЙОГА НА СТУЛЕ

Если у вас есть всего три минуты в день и стул, на который можно сесть, то вы можете потренироваться. Йогу часто недооценивают как тренировку, и все же, мини-перерыв, который практикуется, когда это возможно, активирует все мышцы тела, помогает улучшить кровообращение и дыхание, и играет невероятно большую роль в поддержании хорошего здоровья и правильного обмена веществ.

ЦЕЛЬ: РАСТЯЖКА, ЙОГА

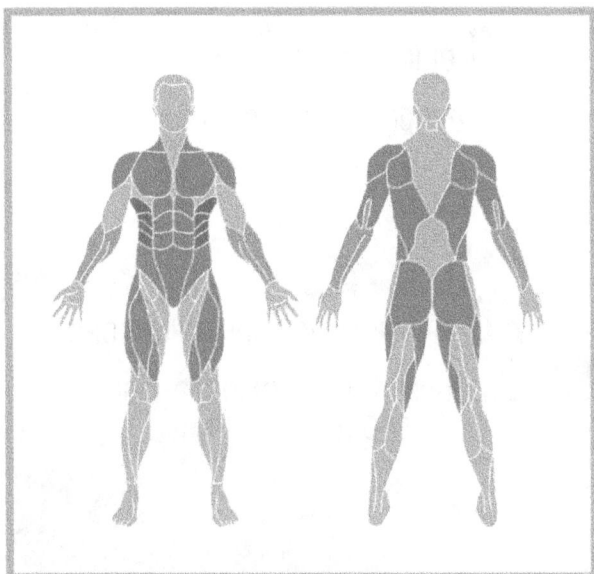

3-минутная ЙОГА
на стуле

ТРЕНИРОВКА
ОТ DAREBEE
© darebee.com
30 секунд каждое

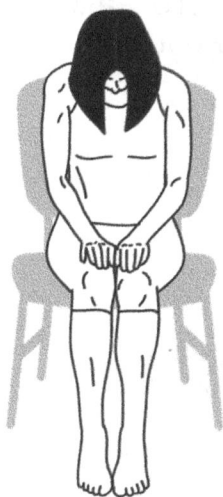

наклон туловища

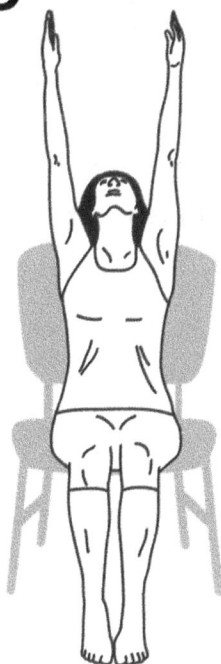

растяжка вверх

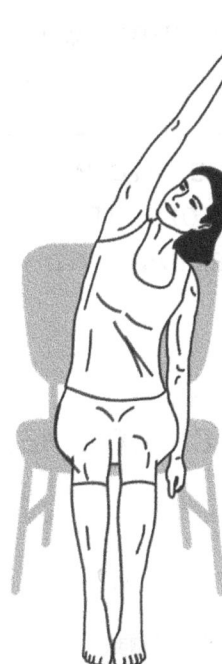

боковая растяжка

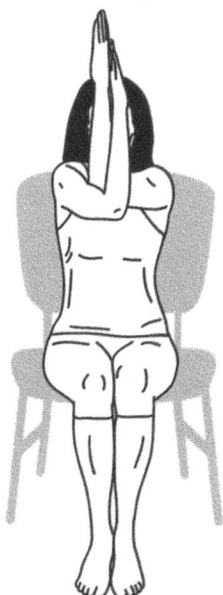

скрещивание рук

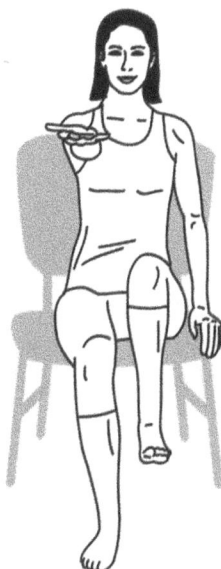

подъем колена и вытягивание руки

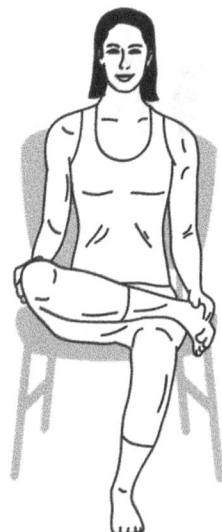

полулотос

ВОИТЕЛЬНИЦА

Воительницы сражались в битвах и часто руководили своими людьми. Чтобы соответствовать закаленному воину, вооруженному до зубов и ощетинившемуся мускулами, вам нужно больше, чем просто сила. Вам нужна сила духа, убийственная сила сухожилий, ловкость и стальной кор, и как можно больше силы верхней части тела. Тренировка Воительница разработана для того, чтобы показать вам все, что вам нужно, и дать вам немного того, что вам нужно, и много того, что вы хотите (или наоборот?). В любом случае, в конце вы определенно станете сильнее.

ЦЕЛЬ: СЖИГАНИЕ ЖИРА

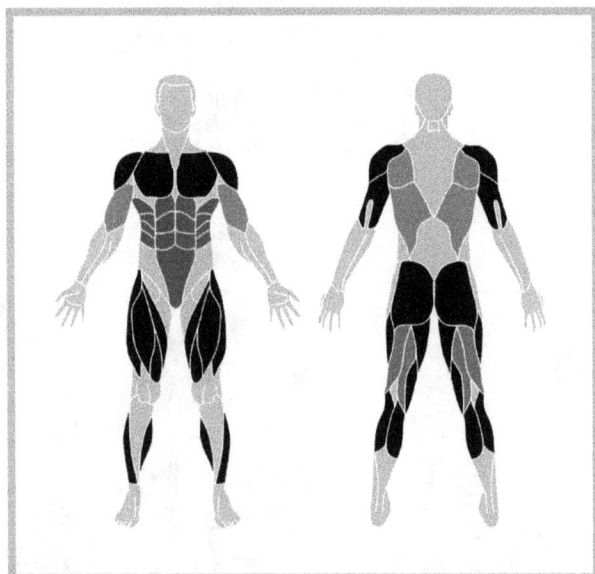

Воительница

ТРЕНИРОВКА ОТ DAREBEE © darebee.com

УРОВЕНЬ I 3 подхода **УРОВЕНЬ II** 5 подходов **УРОВЕНЬ III** 7 подходов **ОТДЫХ** до 2 мин

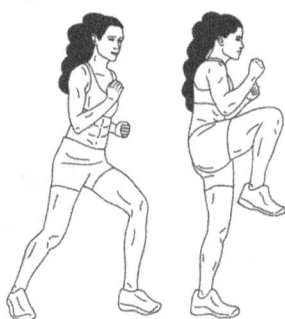

10 ударов коленом

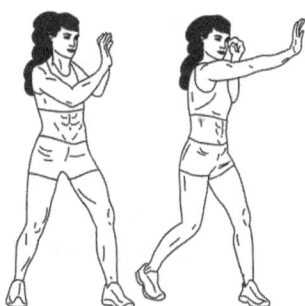

10 ударов ладонью

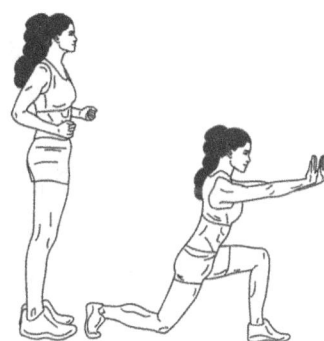

10 ударов двумя руками в выпаде

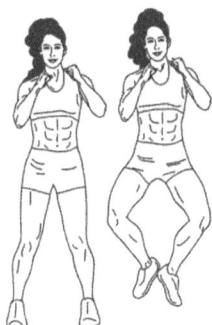

10 комбо прыжок + удар ладонью

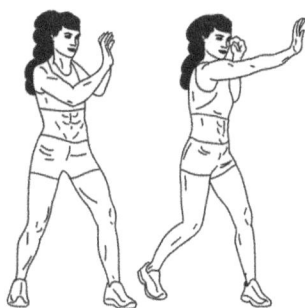

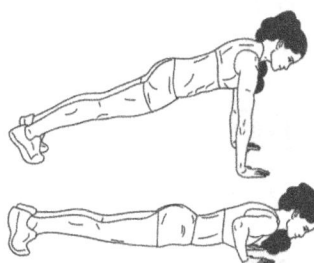

2 отжимания

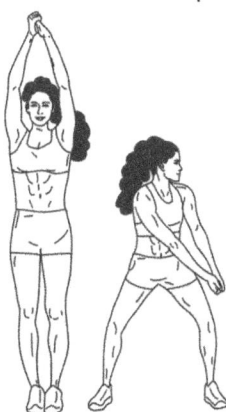

10 "дровосеков"

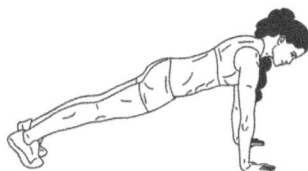

считая до 10 удержание в планке

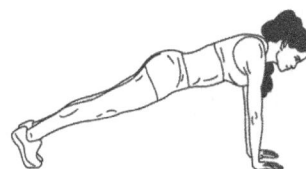

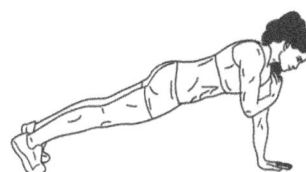

10 касаний плеча в планке

95 ПЕРЕВЕРТЫШ

Нужна ли метаморфам большая свобода движения, чтобы физически трансформироваться из одной формы в другую? Точно мы не знаем. Но зато мы знаем, что если у вас есть способность двигаться, то вы уже сейчас можете перейти от слова к делу.

Совет: выполняйте базовые бёрпи контролируемыми плавными движениями, чтобы не было перерывов при переходе от одной позиции к другой. Это позволяет увеличить силу сухожилий, а также плотность мышц.

ЦЕЛЬ: СЖИГАНИЕ ЖИРА, ВИИТ

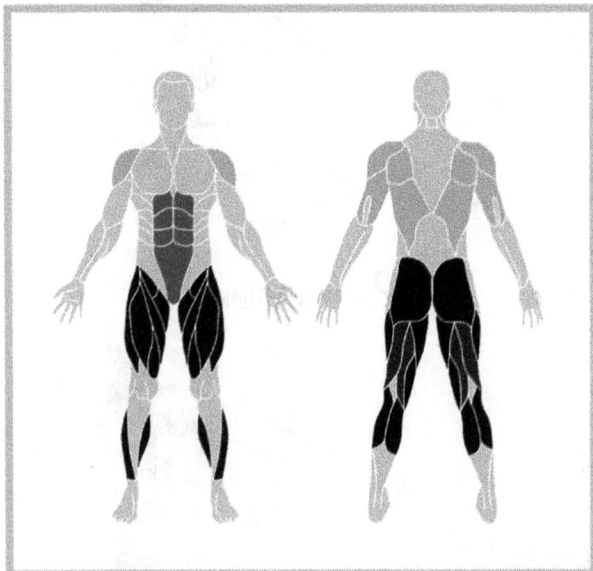

ПЕРЕВЕРТЫШ

DAREBEE ВИИТ ТРЕНИРОВКА © darebee.com

Уровень I 3 подхода **Уровень II** 5 подходов **Уровень III** 7 подходов | 2 мин отдых

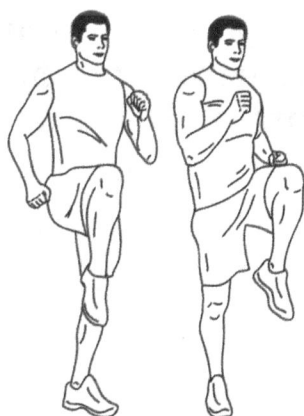

20сек высокие подъемы колена

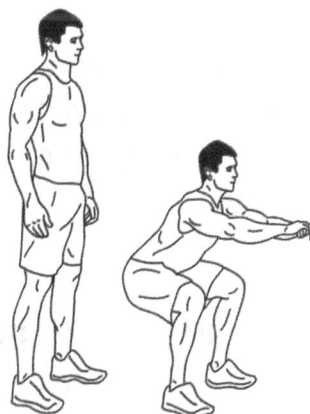

20сек приседания

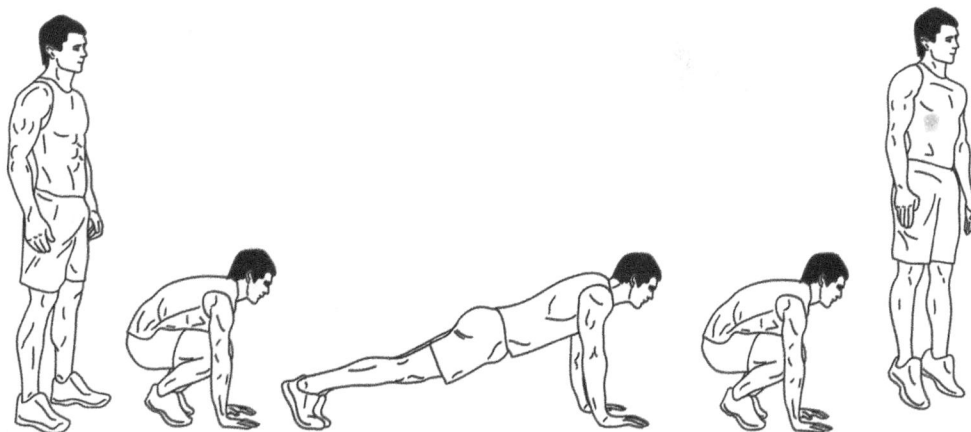

20сек классические бёрпи

96 СЕРЕБРО

Серебряная тренировка - это обманчиво легкий комплекс упражнений, предназначенный для того, чтобы ваше тело работало без лишних фанфар или чрезмерного напора на мышечные группы. Это делает ее одной из тех тренировок в скрытом режиме, которые вы можете выполнять, когда вы находитесь в процессе восстановления, или когда вы просто застряли в тренировочной рутине, не хотите будить соседей или просто не хотите афишировать факт, что вы тренируетесь. Кроме того, эта тренировка идеально подходит для тех, кто только начинает свой путь к личному совершенству.

ЦЕЛЬ: СЖИГАНИЕ ЖИРА, ВИИТ

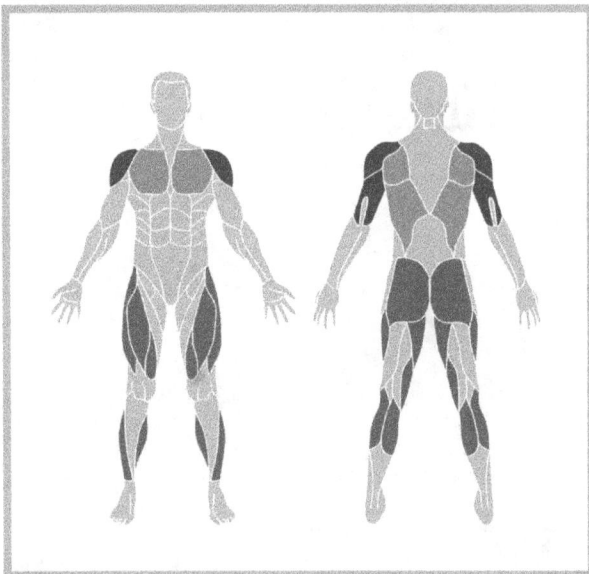

СЕРЕБРО

DAREBEE ВИИТ ТРЕНИРОВКА © darebee.com

Уровень I 3 подхода Уровень II 5 подходов Уровень III 7 подходов | 2 мин отдых

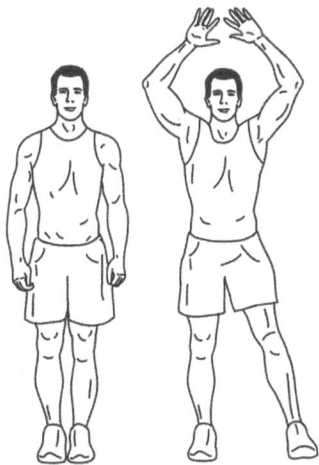

20сек шаги в сторону

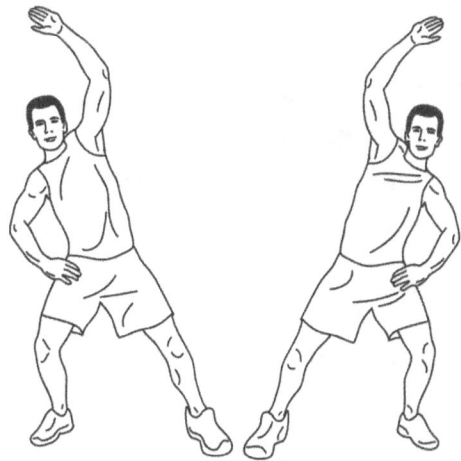

20сек наклоны из стороны
в сторону

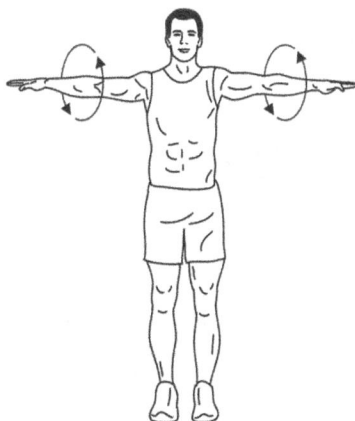

20сек круговые движения руками

97 ТРЕНИРУЕМ ПРЕСС НА ДИВАНЕ

В конце напряженного дня все, что вам нужно, это возможность выбросить из головы работу, приземлиться на диван, включить телевизор и ... проработать пресс. Диван - это ваш спортзал. Ваше тело - это ваше снаряжение. Это тренировка на пресс на диване. Так что, если вы на диване, то пора проработать пресс.

Усложните задачу: не следует. В конце концов, это тренировка на диване, но если у вас есть пара утяжелителей для лодыжек, сейчас самое время их пристегнуть.

ЦЕЛЬ: ПРЕСС

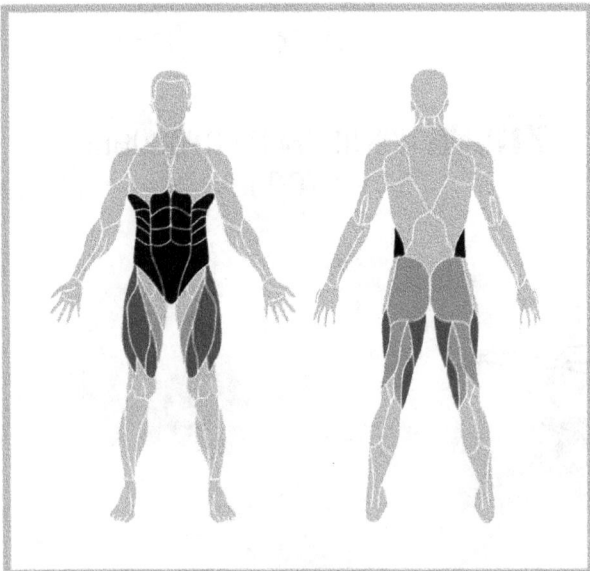

ТРЕНИРУЕМ ПРЕСС НА ДИВАНЕ

ТРЕНИРОВКА ОТ DAREBEE © darebee.com

УРОВЕНЬ I 3 подхода **УРОВЕНЬ II** 4 подхода **УРОВЕНЬ III** 5 подходов **ОТДЫХ** до 2 мин

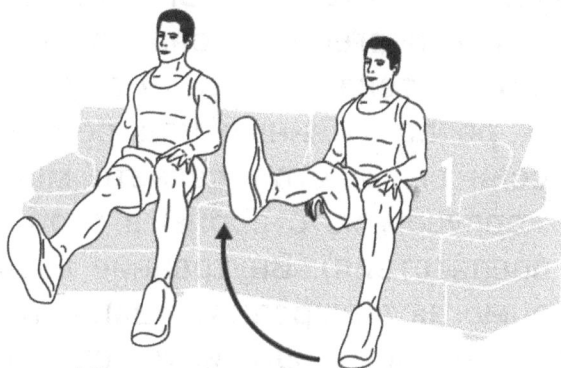

10 подъемов ноги

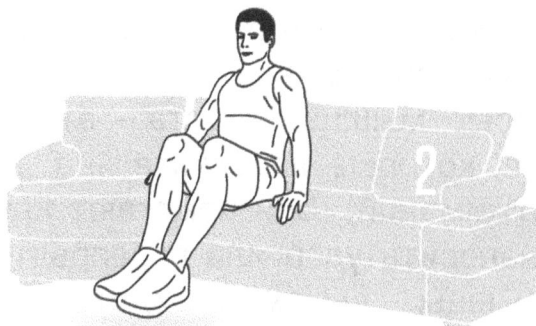

СЧИТАЯ ДО 10 удержание согнутых коленей

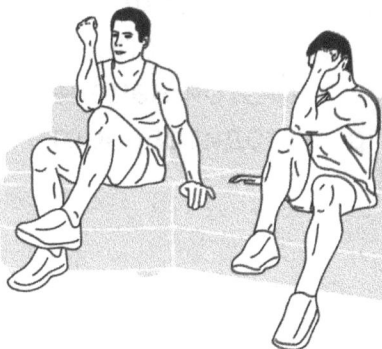

10 подъемов колена к локтю

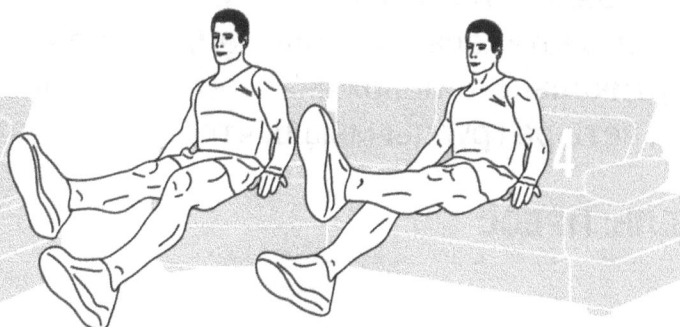

10 махов ногами

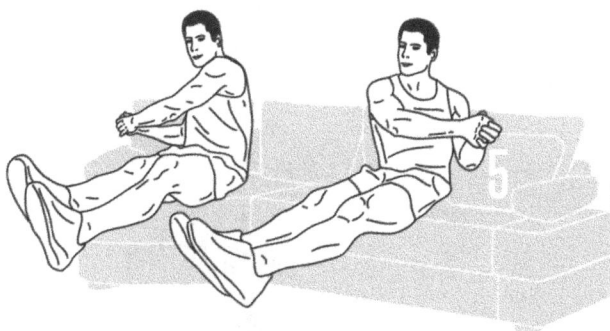

10 поворотов корпуса с поднятыми ногами

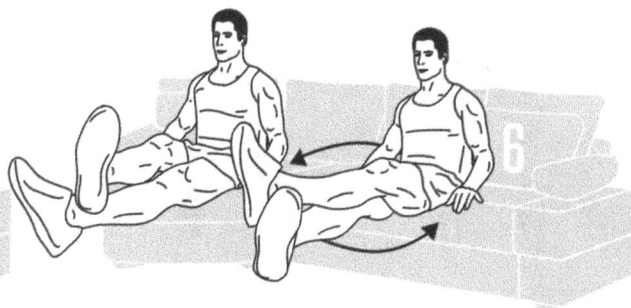

10 "ножниц"

98 ТРЕНИРУЕМ ПРЕСС СТОЯ

Тренировать пресс можно разными способами. Стенка пресса состоит из четырех различных групп мышц: прямая мышца (традиционный набор из шести кубиков, который вы видите в фильмах и которыми гордится каждый супергерой) - она помогает вам двигать нижней и верхней частью тела вместе. Наружные косые мышцы живота - это мышцы, расположенные над ребрами (те, которые действительно болят, если вы быстро делаете много отжиманий). Они помогают крутить корпусом из стороны в сторону (наносить удар или перепрыгивать препятствия). Внутренние косые мышцы - вы их не видите, но они помогают выровнять ваше тело каждый раз, когда вы его поворачиваете в ту или иную сторону. И, наконец, поперечные мышцы - то, что мы так часто называем кором. Они обвивают позвоночник и обеспечивают стабильность, удерживают нас в вертикальном положении и предотвращают боли в спине из-за вертикального положения тела. Тренировка Пресса Стоя нацелена на все четыре группы мышц, чтобы повысить их производительность.

ЦЕЛЬ: ПРЕСС

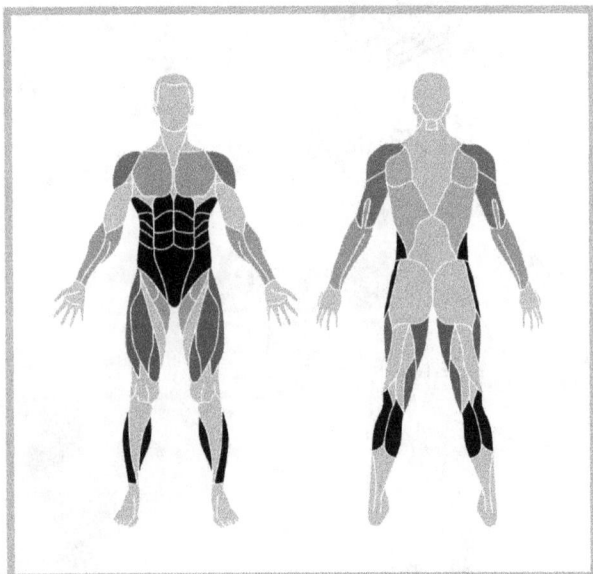

ТРЕНИРУЕМ ПРЕСС СТОЯ

ТРЕНИРОВКА ОТ DAREBEE © darebee.com

повторить 3 раза | до 2 минут отдыха между подходами

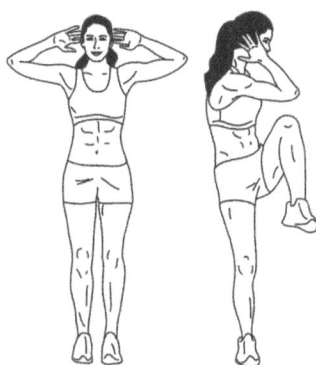

20 подъемов колена к локтю

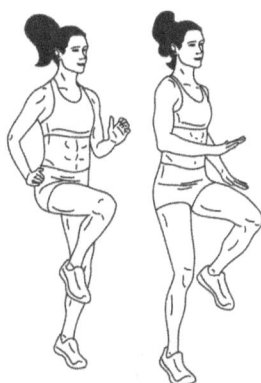

20 высоких подъемов колена

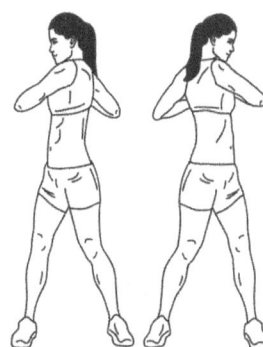

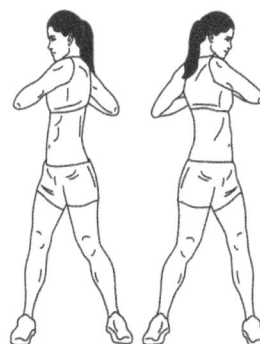

10 поворотов торса

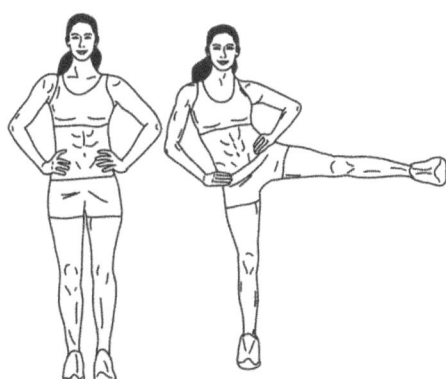

20 подъемов ноги в сторону

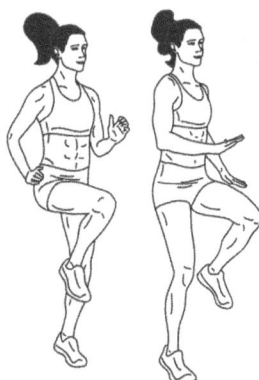

20 высоких подъемов колена

10 поворотов торса

ЗВЕЗДНЫЙ МАСТЕР

Хорошее чувство равновесия требует сильного кора и отличных поддерживающих групп мышц. Тренировка Звездный Мастер разработана, чтобы помочь вам развить такой баланс, который помогает получать исключительные спортивные результаты, и такой крутой мышечный контроль, который отличает настоящих воинов.

ЦЕЛЬ: СЖИГАНИЕ ЖИРА

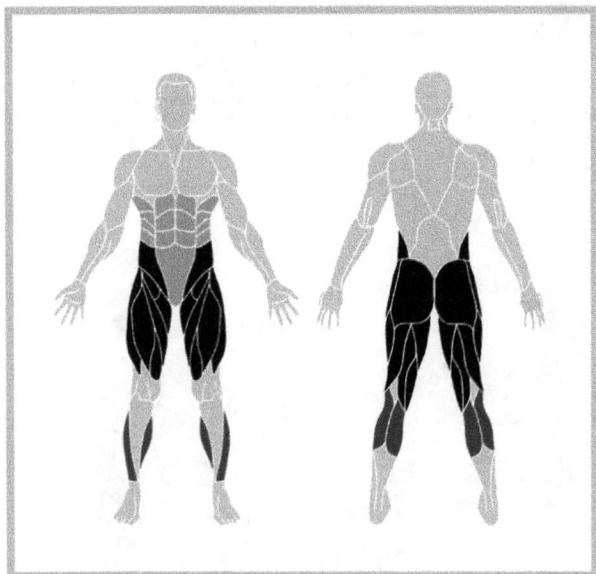

Звездный Мастер

ТРЕНИРОВКА ОТ DAREBEE © darebee.com

Инструкции: балансируйте на одной ноге и делайте касания другой.

3 минуты правой ногой по часовой стрелке

3 минуты левой ногой против часовой стрелки

Всего 6 минут

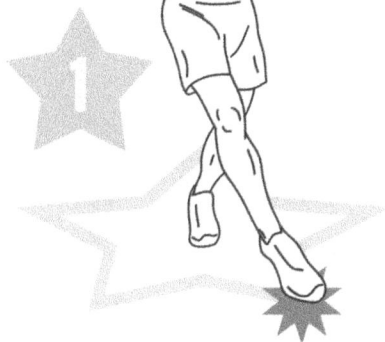

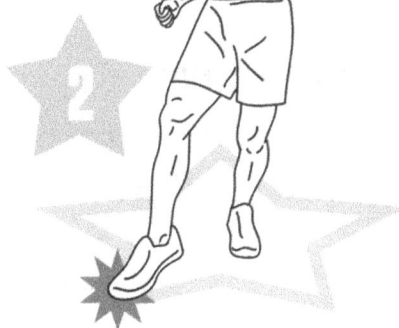

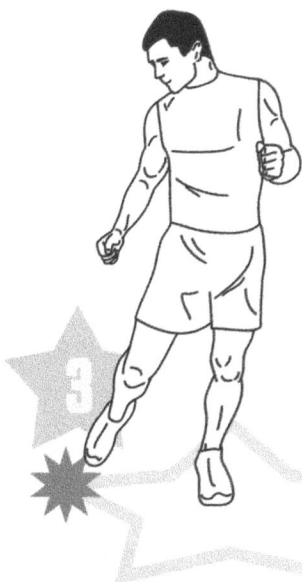

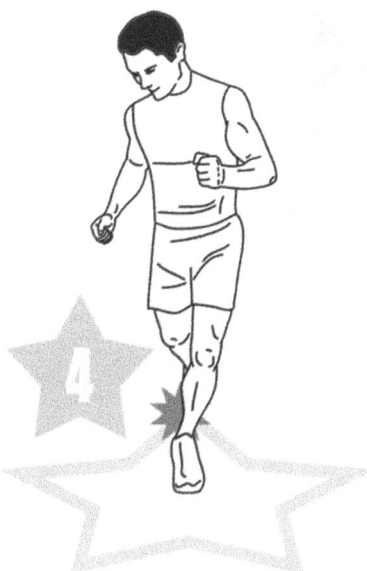

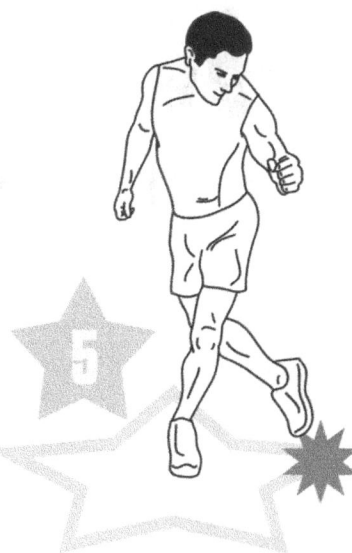

100 ЛЕБЕДЬ

Балет выглядит обманчиво простым, но любой, кто пробовал им заниматься, знает, что это исключительно сложно, требует большого чувства равновесия, силы, гибкости и координации, не говоря уже о выносливости. Разумеется, балетная подготовка отлично подходит для танцоров, но она также используется мастерами боевых искусств и боксерами, которым необходима способность виртуозно двигаться в очень ограниченном пространстве. Попробуйте ее и проработайте мышцы вашего тела, которые вы никогда раньше не использовали должным образом.

ЦЕЛЬ: СИЛА & ТОНУС

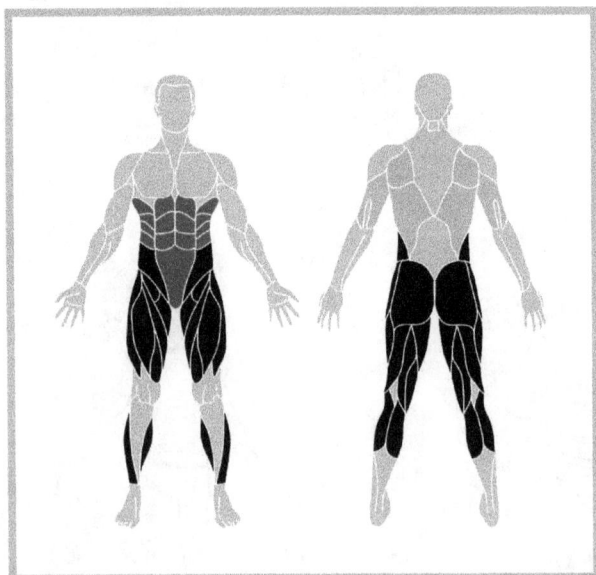

ЛЕБЕДЬ

ТРЕНИРОВКА ОТ DAREBEE © darebee.com

УРОВЕНЬ I 3 подхода **УРОВЕНЬ II** 5 подходов **УРОВЕНЬ III** 7 подходов **ОТДЫХ** до 2 мин

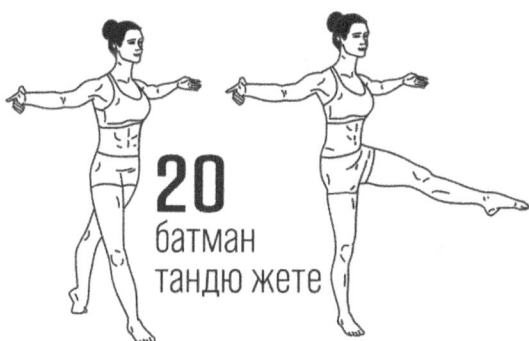

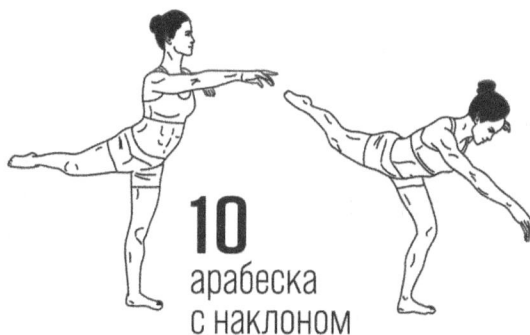

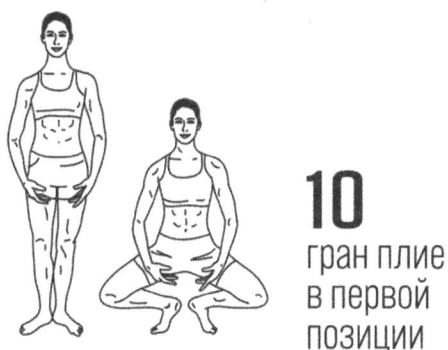

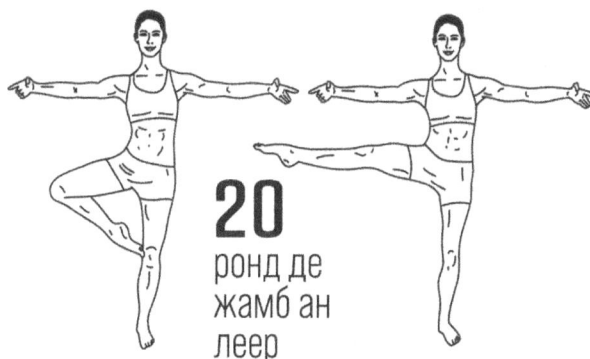

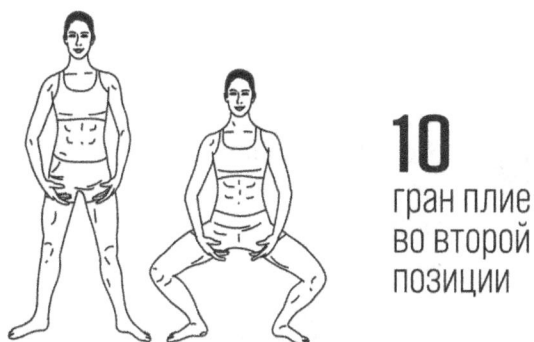

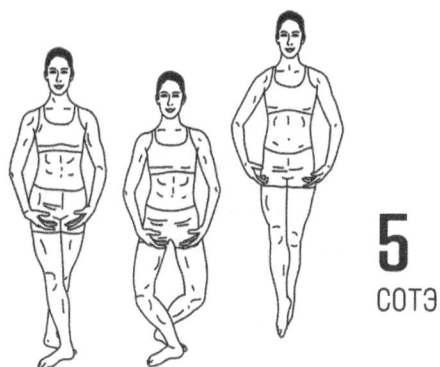

20 батман тандю жете

10 арабеска с наклоном

10 гран плие в первой позиции

20 ронд де жамб ан леер

10 гран плие во второй позиции

5 сотэ

РУССКО-АНГЛИЙСКАЯ СПОРТИВНАЯ ЛЕКСИКА

Базовое бёрпи с прыжком	Basic burpees with jump
Бег на месте с захлестом голени	Butt kicks
Бёрпи	Burpees
Бой с тенью	Shadow boxing
Боковая планка	Side plank
Боковые мостики	Side bridges
Боковые удары ногой	Side kicks
Быстрые «ножницы»	Fast scissors
Быстрые выпады из стороны в сторону	Fast side-to-side lunges
Быстрые отжимания	Fast push-ups
Быстрые приседания	Fast squats
Взрывные отжимания	Power push-ups
Впрыгивания в планке	Plank jump-ins
Выпады с подъемом колена	Lunge step-ups
Выпады	Lunges
Выпады в сторону	Side lunges
Выпады из стороны в сторону	Side-to side lunges
Выпады на месте	Split lunges
Выпады с прыжком	Jumping lunges
Высокие подъемы коленей	High knees
Выходы из планки	Plank walk-outs
Движения «газонокосильщик»	Lawnmowers
Движения коленом в планке	Plank knee-ins
Джеб + кросс («двойка»)	Jab + cross
Дровосек	Cross chops
Касания бедра	Thigh taps
Касания плеча	Shoulder taps
Колено-к-локтю	Knee-to-elbows
Круги поднятыми ногами	Raised leg circles
Круги руками	Arm rotations
Круги поднятыми руками	Raised arm cercles
Лучник	Archer
Махи ногами	Flutter kicks
Медвежий шаг	Bear crawl
Медленные «скалолазы»	Slow climbers
Медленные выпады в сторону	Slow side lunges
Медленные отжимания	Slow push-ups
Медленные приседания	Slow squats
Медленные прямые удары ногой	Slow front kicks
Мостики на одной ноге	One legged bridges
Мостики с поднятой ногой	Raised leg bridges
Мостики	Bridges
Мостики на одной ноге	Single leg bridges
Наклоны вперед	Forward bends
Низкий боковой удар с поворотом	Back leg low turning kick

Ножницы	Scissors
Обратные отжимания	Triceps dips
Обратные скручивания	Reverse crunches
Опускание ноги, удерживая другую	Lowering drills
Отжимания	Push-ups
Отжимания «дайвер»	Diver push-ups
Отжимания с касанием плеча	Shoulder tap push-ups
Отжимания с колен	Knee push-ups
Отжимания с переходом в выпады	Push-ups into lunges
Отжимания с поднятой ногой	Raised leg push-ups
Отжимания с узкой постановкой рук	Close grip push-ups
Отжимания с широкой постановкой рук	Wide grip push-ups
Отжимания со смещенной постановкой рук	Staggered push-ups
Планка «пила»	Body saw
Планка на локтях	Elbow plank
Планка с переходом из верхнего в нижнее положение	Up and down plank
Планка с поднятой ногой	Raised leg plank
Повороты в боковой планке	Side planks rotations
Повороты из планки	Plank rotations
Повороты согнутых в коленях ног	Half wipers
Повороты торса (русский твист)	Sitting twists
Подскок	Bounce
Подъем колена	Knee raise
Подъем корпуса с прямым ударом	Sit-up punches
Подъем ноги в сторону	Side leg raises
Подъемы в боковой планке	Side plank raises
Подъемы корпуса	Get-ups
Подъемы корпуса	Sit-ups
Подъемы корпуса «бабочка»	Butterfly sit-ups
Подъемы кружки	Mug raises
Подъемы на носки	Calf raises
Подъемы ног	Leg raises
Подъемы ног в планке	Plank leg raises
Подъемы рук	Arm raises
Подъемы рук в планке	Plank arm raises
Полные мостики	Full bridges
Полуприседы у стены	Wall half squats
Приседание с прыжком	Jump squats
Приседания	Squats
Отжимания «нога на ноге»	Stackedfeet push-ups
Приседания на одной ноге	Pistol squats
Прыжки «ноги вместе, ноги врозь»	Jumping jacks
Прыжки из стороны в сторону	Side-to-side jumps
Прыжки с «хлопком» ступнями	Hop heel clicks

Прыжки с касанием пятки	Toe tap hops
Прямые удары	Punches
Прямые удары сидя	Sitting punches
Ракушки	Clamshells
Рывки ногами вверх	Butt-ups
Рывки ногой назад	Back kicks
Скалолаз с касанием ступни	Climber taps
Скалолазы	Climbers
Скручивания к коленям	Knee crunches
Скручивания колено-к-локтю	Knee-to-elbow crunches
Скручивания с поднятыми ногами	Raised legs crunches
Скручивания с поднятыми руками	High crunches
Скручивания, руки наверху	Long arm crunches
Собака мордой вверх	Upward dog
Удар двумя руками в выпаде	Lunge push strikes
Удары коленом	Knee strikes
Удары ладонью	Palm strike
Удары локтем	Elbow strike
Удар тыльной стороной руки	Backfist
Удары кулаком вверх	Overhead punches
Удержание в боковом ударе	Side kick hold
Удержание в глубоком выпаде	Deep lunge hold
Удержание в приседе	Squat hold
Удержание поднятых ног	Raised leg hold
Удержание поднятых рук	Raised arm hold
Удержание равновесия	Balance stand
Удержание рук в поднятом положении	Arm hold
Упражнение «велосипед»	Air bike crunches
Фронтальные удары ногой	Front kicks

www.ingramcontent.com/pod-product-compliance
Lightning Source LLC
Chambersburg PA
CBHW081507290326
41931CB00041B/3226